药性赋

金·李东垣／著　谢　宇／主编

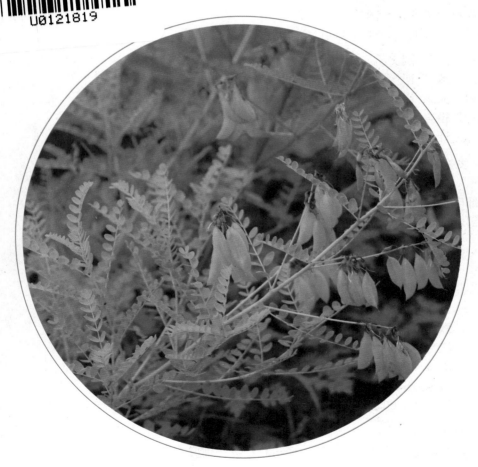

山西科学技术出版社
·太原·

图书在版编目（CIP）数据

中华经典中医歌诀彩图版．药性赋 / 谢宇主编．--
太原 ：山西科学技术出版社，2024.1
ISBN 978-7-5377-6258-8

Ⅰ．①中… Ⅱ．①谢… Ⅲ．①药性歌赋 Ⅳ.
① R289.4

中国国家版本馆 CIP 数据核字（2023）第 225198 号

中华经典中医歌诀彩图版——药性赋
ZHONGHUAJINGDIANZHONGYIGEJUECAITUBAN　YAOXINGFU

出 版 人	阎文凯	
主 　 编	谢 宇	
策 划 人	谢 宇	
责 任 编 辑	杨兴华	
封 面 设 计	袁 野	

出 版 发 行　山西出版传媒集团·山西科学技术出版社
　　　　　　地址：太原市建设南路 21 号　　邮编：　　030012

编辑部电话	0351-4922078
发行部电话	0351-4922121
经 　 销	各地新华书店
印 　 刷	三河市嵩川印刷有限公司

开 　 本	690mm×970mm　　1/16
印 　 张	9
字 　 数	100 千字
版 　 次	2024 年 1 月第 1 版
印 　 次	2024 年 1 月三河第 1 次印刷
书 　 号	ISBN 978-7-5377-6258-8
定 　 价	68.00 元

编委会名单

主　　编　谢　宇

副 主 编　江正龙　李海霞　段艳梅　宁迪敏　王鹏飞

编　　委（按姓氏笔画顺序排序）

　　　　　　马　楠　马晓丹　王　喆　王　庆　王　俊

　　　　　　王丽梅　王郁松　王梅红　卢　军　叶　红

　　　　　　齐　菲　孙　宇　李　惠　李建军　李俊勇

　　　　　　李海霞　杨冬华　肖　卫　余海文　邹智峰

　　　　　　张　坤　陈朝霞　周　芳　郑小玲　赵卓君

　　　　　　赵梅红　段艳芳　段琪帅　耿赫兵　莫　愚

　　　　　　徐丽梅　高楠楠　黄　红　董　萍　蒋红涛

　　　　　　谢　言　戴　军　戴　峰　鞠玲霞　魏献波

图片摄影　谢　宇　周重建　裴　华　邬坤乾

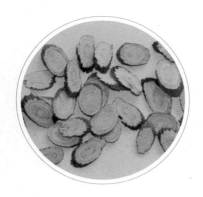

往尝向学，以未博医为欠事。一日，思取古人，既目医类为小道，又谓人不可以不知医。噫嘻！医不可以不知也，亦不必于尽知也，非尽知不可也。顾吾所事者大，其余所谓医者，精神有分数，日月不长居也。君子于医，苟知其概，以知之者付之专之者，斯固不害为知也。此吾有取于《药性赋》也。虽然，吾为专于大者言也。苟有奇世之人，囊小大而无不知者，奚必尽守乎吾言。或曰，斯人也，吾见亦罕矣。此吾有取于《药性赋》也。

元山道人识

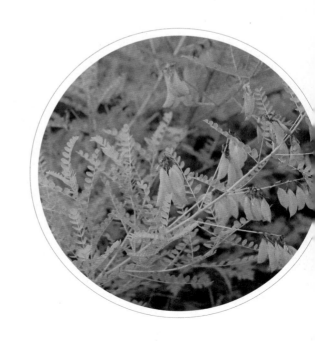

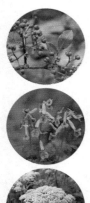

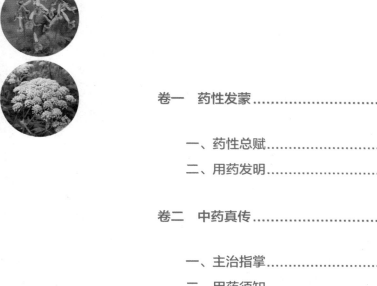

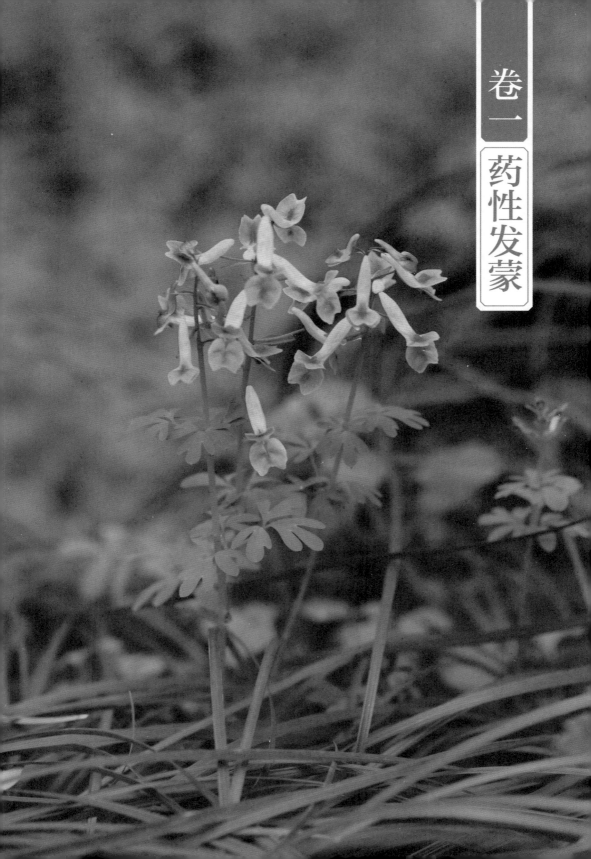

（一）寒性

诸药赋性，此类最寒。

犀角解乎心热，羚羊清乎肺肝。

泽泻利水通淋而补阴不足，海藻散瘿破气而治疝何难。

闻之菊花能明目而清头风，射干疗咽闭而消痈毒。

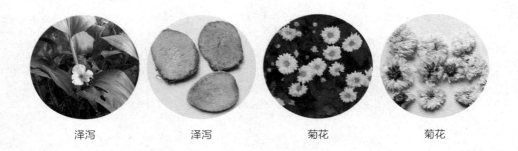

| 泽泻 | 泽泻 | 菊花 | 菊花 |

薏苡理脚气而除风湿，藕节消瘀血而止吐衄。

瓜蒌子下气润肺喘兮，又且宽中；车前子止泻利小便兮，尤能明目。

是以黄柏疮用，兜铃嗽医。

地骨皮有退热除蒸之效，薄荷叶宜消风清肿之施。

宽中下气，枳壳缓而枳实速也；疗肌解表，干葛先而柴胡次之。

百部治肺热，咳嗽可止；栀子凉心肾，鼻衄最宜。

玄参治热结毒痈，清利咽膈；升麻消风热肿毒，发散疮痍。

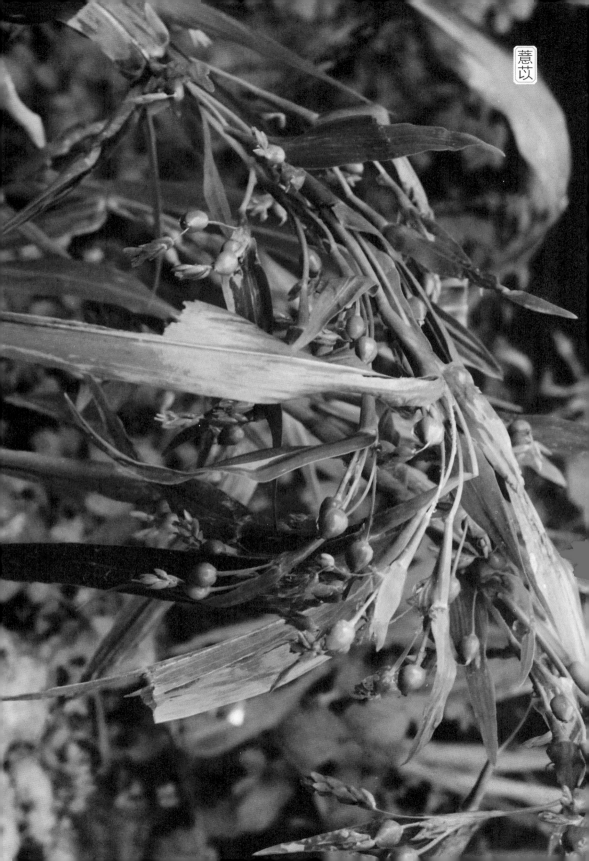
薏苡

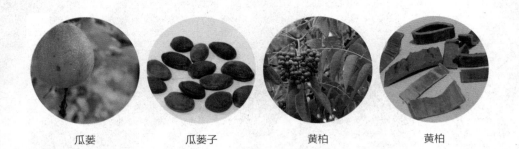

瓜蒌 　　　　瓜蒌子 　　　　黄柏 　　　　黄柏

尝闻腻粉抑肺而敛肛门，金箔镇心而安魂魄。

茵陈主黄疸而利水，瞿麦治热淋之有血。

朴硝通大肠，破血而止痰癖；石膏治头疼，解肌而消烦渴。

前胡除内外之痰实；滑石利六腑之涩结。

天门冬止嗽，补血润而润肝心；麦门冬清心，解烦渴而除肺热。

又闻治虚烦，除哕呕，须用竹茹；通秘结，导瘀血，必资大黄。

宣黄连治冷热之痢，又厚肠胃而止泻；淫羊藿疗风寒之痹，且补阴虚而助阳。

茅根止血与吐衄；石韦通淋于小肠。

熟地黄补血，且疗虚损；生地黄宣血，更医眼疮。

赤芍药破血而疗腹疼，烦热亦解；白芍药补虚而生新血，退热尤良。

若乃消肿满、逐水于牵牛，除毒热、杀虫于贯众。

金铃子治疝气而补精血，萱草根治五淋而消乳肿。

侧柏叶治血山崩漏之疾，香附子理血气妇人之用。

地肤子利膀胱，可洗皮肤之风；山豆根解热毒，能止咽喉之痛。

白鲜皮去风、治筋弱，而疗足顽痹；旋覆花明目、治头风，而消痰嗽壅。

又况荆芥穗清头目便血，疏风散疮之用；瓜蒌根疗黄疸毒痈，消渴解

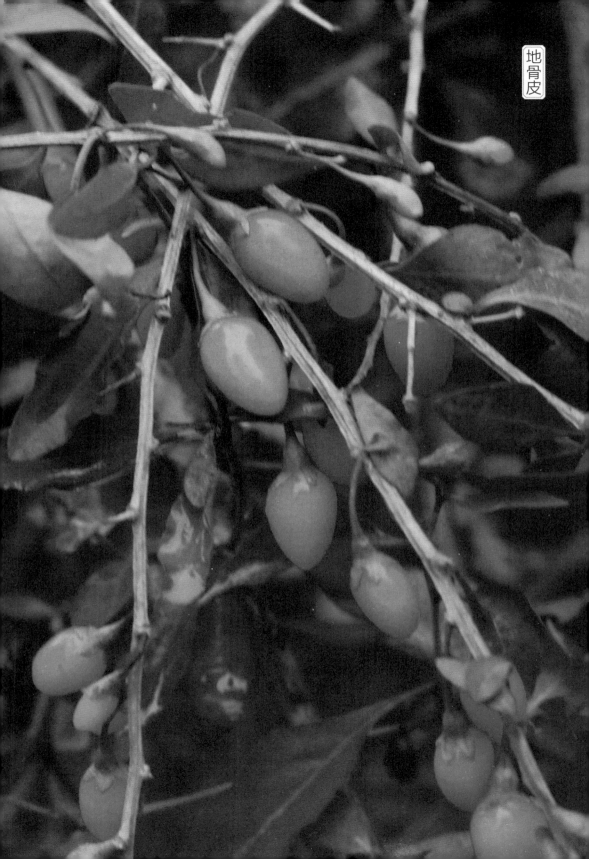

地骨皮

痰之忧。

地榆疗崩漏，止血止痢；昆布破疝气，散瘿散瘤。

疗伤寒，解虚烦，淡竹叶之功倍；除结气，破瘀血，牡丹皮之用同。

知母止嗽而骨蒸退，牡蛎涩精而虚汗收。

贝母清痰，止咳嗽而利心肺；桔梗下气，利胸膈而治咽喉。

若夫黄芩治诸热，兼主五淋；槐花治肠风，亦医痔痢。

常山理痰结而治温疟，葶苈泻肺喘而通水气。

此六十六种药性之寒，又当考《图经》以博其所治。

观夫方书以参其所用焉，其庶几矣。

（二）热性

药有温热，又当审详。

欲温中以荜茇，用发散以生姜。

五味子止嗽痰，且滋肾水；腽肭脐疗劳瘵，更壮元阳。

原夫川芎祛风湿，补血清头；续断治崩漏，益筋强脚。

麻黄表汗以疗咳逆，韭子助阳而医白浊。

川乌破积，有消痰治风痹之功；天雄散寒，为祛湿助精阳之药。

观夫川椒达下，干姜暖中。

胡芦巴治虚冷之疝气，生卷柏破癥瘕而血通。

白术消痰壅，温胃兼止吐泻；菖蒲开心气，散冷更治耳聋。

丁香快脾胃而止吐逆，良姜止心气痛之攻冲。

肉苁蓉填精益肾，石硫黄暖胃驱虫。

胡椒主去痰而除冷，秦椒主攻痛而治风。

吴茱萸疗心腹之冷气，灵砂定心脏之怔忡。

盖夫散肾冷，助脾胃，须荜澄茄；疗心痛，破积聚，用蓬莪术。

缩砂止吐泻安胎，化酒食之剂；附子疗虚寒翻胃，壮元阳之力。

白豆蔻治冷泻，疗痛止疼于乳香；红豆蔻止吐酸，消血杀虫于干漆。

岂不知鹿茸生精血，腰脊、崩漏之均补；虎骨壮筋骨，寒湿、毒风之并祛。

檀香定霍乱，而心气之痛愈；鹿角秘精髓，而腰脊之疼除。

消肿益血于米醋，下气散寒于紫苏。

扁豆助脾，则酒有行药破结之用；麝香开窍，则葱为通中发汗之需。

尝观五灵脂治崩漏，理血气之刺痛；麒麟竭止血出，疗金疮之伤折。

麋茸壮阳以助肾，当归补虚而养血。

乌贼骨止带下，且除崩漏目翳；鹿角胶住血崩，能补虚羸劳绝。

白花蛇治瘫痪，除风痒之癣疹；乌梢蛇疗不仁，去疮疡之风热。

《图经》云：乌药有治冷气之理，禹余粮乃疗崩漏之因。

巴豆利痰水，能破寒积；独活疗诸风，不论久新。

山茱萸治头晕遗精之药，白石英医咳嗽吐脓之人。

厚朴温胃而去呕胀，消痰亦验；肉桂行血而疗心痛，止汗如神。

是则鲫鱼有温胃之功，代赭乃镇肝之剂。

沉香下气补肾，定霍乱之心疼；橘皮开胃去痰，导壅滞之逆气。

此六十种药性之热，又当博《本草》而取治焉。

（三）温性

温药总括，医家素谙。

木香理乎气滞，半夏主于风痰。

苍术治目盲，燥脾去湿宜用；萝卜去膨胀，下气制面尤堪。

况夫钟乳粉补肺气，兼疗肺虚；青盐治腹疼，且滋肾水。

山药而腰湿能医，阿胶而痢嗽皆止。

赤石脂治精浊而止泻，兼补崩中；阳起石暖子宫以壮阳，更疗阴痿。

诚以紫菀治嗽，防风祛风。

苍耳子透脑止涕，威灵仙宣风通气。

细辛去头风，止嗽而疗齿痛；艾叶治崩漏，安胎而医痢红。

羌活明目祛风，除湿毒肿痛；白芷止崩治肿，疗痔漏疮痈。

若乃红蓝花通经，治产后恶血之余；刘寄奴散血，疗烫火金疮之苦。

减风湿之痛，则茵芋叶；疗折伤之证，则骨碎补。

藿香叶辟恶气而定霍乱，草果仁温脾胃而止呕吐。

巴戟天治阴疝白浊，补肾尤滋；玄胡索理气痛血凝，调经有助。

尝闻款冬花润肺，祛痰嗽以定喘；肉豆蔻温中，止霍乱而助脾。

抚芎走经络之痛，何首乌治疮疥之资。

姜黄能下气，破恶血之积；防己宜消肿，去风湿之施。

藁本除风，主妇人阴痛之用；仙茅益肾，扶元气虚弱之衰。

乃若破故纸温肾，补精髓与劳伤；宣木瓜入肝，疗脚气并水肿。

杏仁润肺燥，止嗽之剂；茴香治疝气，肾痛之用。

诃子生精止渴，兼疗滑泄之痾；秦艽攻风逐水，又除肢节之痛。

槟榔豁痰而逐水，杀寸白虫；杜仲益肾而添精，去腰膝重。

当知紫石英疗惊悸崩中之疾，橘核仁治腰疼疝气之瘼。

金樱子兮涩遗精，紫苏子兮下气涎。

淡豆豉发伤寒之表，大小蓟除诸血之鲜。

益智安神，治小便之频数；麻子仁润肺，利六腑之燥坚。

抑又闻补虚弱，排疮脓，莫若黄芪；强腰脚，壮筋骨，无如狗脊。

菟丝子补肾以明目，马蔺花治疝而有益。

此五十四种药性之温，更宜参《图经》而默识也。

（四）平性

详论药性，平和惟在。

以硇砂而去积，用龙齿以安魂。

青皮快膈除膨胀，且利脾胃；芡实益精治白浊，兼补真元。

原夫木贼草去目翳，崩漏亦医；花蕊石治金疮，血行即却。

决明和肝气，治眼之剂；天麻主头眩，祛风之药。

甘草和诸药而解百毒，盖以性平；石斛平胃气而补肾虚，更医脚弱。

观夫商陆治肿，覆盆益精。

琥珀安神而破血，朱砂镇心而有灵。

牛膝强足补精，兼疗腰痛；龙骨止汗住泄，更治血崩。

甘松理风气而痛止，蒺藜疗风疮而目明。

人参润肺宁心，开脾助胃；蒲黄止崩治衄，消瘀调经。

岂不以南星醒脾，去惊风痰吐之忧；三棱破积，除血块气滞之证。

没食主泄泻而神效，皂角治风痰而响应。

桑螵蛸疗遗精之泄，鸭头血医水肿之盛。

蛤蚧治劳嗽，牛蒡子疏风壅之痰；全蝎主风瘫，酸枣仁去怔忡之病。

尝闻桑寄生益血安胎，且止腰痛；大腹子去膨下气，亦令胃和。

小草、远志，俱有宁心之妙；木通、猪苓，尤为利水之多。

莲肉有清心醒脾之用，没药乃治疮散血之科。

郁李仁润肠宣水，去浮肿之疾；茯神宁心益智，除惊悸之疴。

白茯苓补虚劳，多在心脾之有准；赤茯苓破结血，独利水道以无毒。

因知麦芽有助脾化食之功，小麦有止汗养心之力。

白附子去面风之游走，大腹皮治水肿之泛溢。

椿根白皮主泻血，桑根白皮主喘息。

桃仁破瘀血，兼治腰痛；神曲健脾胃，而进饮食。

五加皮坚筋骨以立行，柏子仁养心神而有益。

抑又闻安息香辟恶，且止心腹之痛；冬瓜仁醒脾，实为饮食之资。

僵蚕治诸风之喉闭，百合敛肺劳之嗽萎。

赤小豆解热毒，疮肿宜用；枇杷叶下逆气，哕呕可医。

连翘排疮脓与肿毒，石楠叶利筋骨与毛皮。

谷芽养脾，阿魏除邪气而破积；紫河车补血，大枣和药性以开脾。

然而鳖甲治劳疟，兼破癥瘕；龟甲坚筋骨，更疗崩疾。

乌梅主便血疟痢之用，竹沥治中风声音之失。

此六十八种平和之药，更宜参《本草》而求其详悉也。

二、用药发明

（一）药性阴阳论

夫药有寒热温凉之性，酸苦辛咸甘淡之味，升降浮沉之能，厚薄轻重之用。或气一而味殊，或味同而气异，合而言之，不可混用，分而言之，各有所能。本乎天者亲上，本乎地者亲下。轻清成象，重浊成形。清阳发腠理，浊阴走五脏。清中清者，营养精神；浊中浊者，坚强骨髓。辛甘发散为阳，酸苦涌泄为阴。气为阳，气厚为阳中之阳，气薄为阳中之阴，薄则发泄，厚则发热；味为阴，味厚为阴中之阴，味薄为阴中之阳，薄则疏通，厚则滋润。升降浮沉之辨，豁然贯通，始可以言医，而司人命矣。人徒知药之神者，乃药之力也，殊不知乃用药之力也。人徒知辨真伪识药之为难，殊不知分阴阳用药之为尤难也。

（二）标本论

夫用药者，当知标本。以身论之，外为标，内为本；气为标，血为本；阳为标，阴为本；六腑属阳为标，五脏属阴为本。以病论之，先受病为本，后传变为标。凡治病者，先治其本，后治其标，虽有数病，靡弗去矣；若先治其标，后治其本，邪气滋甚，其病益坚。若有中满，无问标本，先治其满，谓其急也。若中满后有大小便不利，亦无问标本，先治大小便，次治中满，谓尤急也。又如先病发热，后病吐泻，饮食不下，则先定呕吐，后进饮食，方兼治泻。待元气稍复，乃攻热耳。此所谓缓则治其本，急则治其标也。除大小便不利及中满吐泻之外，皆先治其本，不可不知也。假令肝受心火之邪，是从前来者为实邪，实则泻其子，然非直泻其火，入肝经药为之引。用泻火为君，是治实邪之病也。假令肝受肾邪，是从后来者为虚邪，虚则补其母，入肾经药为之引，用补肝药为君是也。标本已得，邪气乃服。医之神良，莫越乎此。

（三）用药法

夫用药之法，贵乎明变。如风会有古今之异，地气有南北之分，天时有寒暑之更，禀赋有厚薄之别，受病有新旧之差，年寿有老少之殊，居养有贵贱之别。用药之际，勿好奇，勿执一，勿轻妄，勿迅速。须慎重精详，圆融活变。不妨沉会以期必妥，药于是乎功成。昔先贤未有发明，后学因而弗讲，其误世也不既多乎！

夫病有宜补，以泻之之道补之；病有宜泻，以补之之道泻之。病有宜寒剂者，以热剂为向导之兵；病有宜热剂者，以寒剂为类从之引。病在上者治下，病在下者治上。病同也而药异，病异也而药同。其义至微，学者最宜深究。

用药之忌，在乎欲速。欲速则寒热温凉、行散补泻未免过当。功未获奏，害已随之。药无次序，如兵无纪律，虽有勇将，适以勇而偾事。又如理丝，缓则可清其绪，急则愈坚其结矣。

药有君臣佐使，味有轻重厚薄，人尽知之矣。及其用药也，令人复煎其渣，不知既经煎沸，则轻且薄者，业已无味。重且厚者，不减初煎。君臣佐使之宜，果安在哉。病浅者犹无大害，病深者切勿为之。

凡修丸剂，须每种各为细末，以末之轻重合之，则分两方准。不然，易细者一磨无遗，难碎者三复不尽。鲁莽若此，何怪其无功哉。

凡药苦者直行而泄，辛者横行而散，酸者束而收敛，咸者止而软坚。独是甘之一味，可升可降，可浮可沉，可内可外，有和有缓，有补有泻。盖土味作甘，土位居中，而能兼乎五行也。

凡药之在土者，中半以上为根，其气上行，病在中上焦者用之；中半以下为梢，其气下行，病在下焦者用之。药之出土者，中半以上为苗，其气味上升；中半以下为身为干，其气味中守、下达咸宜。因其病而酌之，使弗悖乎阴阳也。

凡药在上者，不厌频而少；在下者，不厌顿而多。少服则滋荣于上，多服则峻补于下。

凡病在上者，先食而后药；病在下者，先药而后食。病在四肢者，宜饥食而在昼；病在骨髓者，宜饱食而在夜。

凡煎药用水，也各有宜。如治湿肿浮胀之疾，而欲使利水道，则取长流水；以流长源远，其性通达，直引四肢之间也。如治二便不通，及足胫以下风湿，则取急流水；以其湍纵峻急，其性速下也。如治痰饮郁滞，而欲吐发升散，则取逆流水；以其性逆倒流，洄澜涌决也。如治中气不足，则取春雨水，有阳道发生之意也。如治下元不足，则取井水；盖清晨井中天一之气，浮结于面，以瓷器轻取之，殊有补阴之功也。如治火热阳证，则取雪水，能大退热也。如治伤寒阴证、奔豚等疾，则取甘澜水；盖盛之于缸，扬过千遍，水珠沫液，盈溢于面，其性柔顺，其味甘温，大能和气也。如治脾胃虚弱、泄泻不食等疾，则取池潦水；盖土池中停蓄既久，不流不动，殊有土气，能助脾元也。如治阴不升、阳不降，乖隔诸疾，则取阴阳水，河井各半，阴阳相成，可升可降，而使气平者也。

古人用药如羿之射的，不第谙其理，尤贵择其道地者制之尽善。不然，欲以滥恶之剂，冀其功验，虽扁鹊再起，其可得乎？

凡药有畏恶相反。所谓畏者，畏其制我，不得自纵。如半夏畏生姜之类是也。所谓恶者，恶其异我，不得自尽。如生姜恶黄芩之类是也。统而论之，彼所畏者，我必恶之；我所恶者，彼亦畏我。相畏相恶之中，亦有相成者，在因病制方，轻重多寡之间耳。若所谓相反，则各怀酷毒，两仇不共，共则必害事也。然有大毒之疾，又须用大毒之药以劫之，如古方感应丸，用巴豆、牵牛同剂，以为攻坚破积之用。四物汤加人参、五灵脂以治血块。二陈汤加藜芦、细辛以吐风痰。丹溪治尸瘵莲心散，以甘草、芫花同剂，而谓妙处在此。顾良工用之何如耳。

（四）药性升降浮沉补泻法

（足厥阴肝经、足少阳胆经）味辛补酸泻（所以制金），气温补凉泻。

（手少阴心经、手太阳小肠）味咸补甘泻（所以制水），气热补寒泻。

（足太阴脾经、足阳明胃经）味甘补苦泻（所以制土），气温凉寒热补泻，各从其宜。

（手太阴肺经、手阳明大肠）味酸补辛泻（所以制木），气凉补温泻。

（足少阴肾经、足太阳膀胱经）味苦补咸泻（所以制火），气寒补热泻。

五脏更相平也，一脏不平病。故曰：安谷则昌，绝谷则亡。仲景云：水入于经，其血乃成；谷入于胃，脉道乃行。故血不可不养，卫不可不温。血温卫和，荣卫将行，常有天命矣。

（五）五脏所欲

肝欲散，急食辛以散之，以辛补之，以酸泻之。

心欲耎，急食咸以耎之，以咸补之，以甘泻之。

脾欲缓，急食甘以缓之，以甘补之，以苦泻之。

肺欲收，急食酸以收之，以酸补之，以辛泻之。

肾欲坚，急食苦以坚之，以苦补之，以咸泻之。

（六）五脏所苦

肝苦急，急食甘以缓之。

脾苦湿，急食苦以燥之。

心苦缓，急食酸以收之。

肾苦燥，急食辛以润之。

肺苦气上逆，急食苦以泄之。

（七）五气凑五脏例

燥气入肝。

腥气入肺。

香气入脾。

焦气入心。

腐气入肾。

（八）五行五色五味走五脏主禁例

东方之木，其色青，其味酸，其脏肝。肝主筋，木曰曲直，作酸，酸走肝，筋病人无多食酸。

南方之火，其色赤，其味苦，其脏心。心主血，火曰炎上，作苦，苦走心，血病人无多食苦。

西方之金，其色白，其味辛，其脏肺。肺主气，金曰从革，作辛，辛走肺，气病人无多食辛。

中央之土，其色黄，其味甘，其脏脾。脾主肉，土曰稼穑，作甘，甘走脾，肉病人无多食甘。

北方之水，其色黑，其味咸，其脏肾。肾主骨，水曰润下，作咸，咸走肾，骨病人无多食咸。

（九）手足三阳表里引经主治例

太阳（足膀胱、手小肠）上羌活，下黄柏。

少阴（足肾、手心）上黄连，下知母。

少阳（足胆、手三焦）上柴胡，下青皮。

厥阴（足肝、手包络）上青皮，下柴胡。

阳明（足胃、手大肠）上升麻、白芷，下石膏。

太阴（足脾、手肺）上白芍，下桔梗。

（十）诸药泻诸经之火邪

黄连泻心火。栀子、黄芩泻肺火。白芍泻脾火。柴胡、黄连泻肝胆火。知母泻肾火。木通泻小肠火。黄芩泻大肠火。柴胡、黄芩泻三焦火。黄柏泻膀胱火。

（十一）诸药相反例

甘草反大戟、芫花、甘遂、海藻；乌头反半夏、瓜蒌、贝母、白蔹、白及；藜芦反细辛、芍药、人参、沙参、苦参、丹参、元参。

（十二）十八反歌

本草名言十八反，半蒌贝蔹及攻乌。

藻戟遂芫俱战草，诸参辛芍叛藜芦。

（十三）十九畏歌

硫黄原是火中精，朴硝一见便相争。

水银莫与砒霜见，狼毒最怕密陀僧。

巴豆性烈最为上，偏与牵牛不顺情。

丁香莫与郁金见，牙硝难合京三棱。

川乌草乌不顺犀，人参最怕五灵脂。

官桂善能调冷气，若逢石脂便相欺。

大凡修合看顺逆，炮爁炙煿莫相依。

（十四）六陈歌

枳壳陈皮半夏齐，麻黄狼毒及茱萸。

六般之药宜陈久，入药方知奏效奇。

（十五）五脏补泻主治例

肝虚者，陈皮、生姜之类补之。虚则补其母，肾者，肝之母也。熟地、地黄、黄柏补之，如无他症，钱氏地黄丸主之。实则白芍药泻之，如无他症，钱氏泻青丸主之。实则泻其子，以甘草泻心。心者，肝之子也。

心虚者，炒盐补之。虚则补其母，肝者，心之母也。以生姜补肝，如无他症，钱氏安神丸主之。实则甘草泻之，如无他症，钱氏方中重则泻心汤，轻则导赤散。

脾虚者，甘草、大枣之类补之。实则黄连、枳实泻之，如无他症，钱氏益元散主之。虚则补其母，心乃脾之母，以炒盐补心；实则泻其子，肺乃脾之子，以桑白皮泻肺。

肺虚者，五味子补之，实则桑白皮泻之。如无他症，钱氏阿胶散主之。虚则补其母，脾乃肺之母，以甘草、大枣补脾；实则泻其子，肾者肺之子，以泽泻泻肾。

肾虚者，熟地黄、黄柏补之。肾无实不可泻。钱氏只有补肾地黄丸，无泻肾药。虚则补其母，肺乃肾之母，以五味子补肺。

以上五脏补泻，《素问·脏气法时论》备有之矣。欲究其详，再著本论。

（十六）用药凡例

　　头角痛，须用川芎，血枯亦用。巅顶痛，须用藁本。遍身肢节痛，须用羌活，风湿亦用。腹中痛，须用白芍、厚朴。脐下痛，须用黄柏、青皮。心下痛，须用吴茱萸。胃脘痛，须用草豆蔻。胁下痛，须用柴胡，日晡潮热、寒热往来亦用。茎中痛，须用生甘草梢。气刺痛，须用枳壳；血刺痛，须用当归。心下痞，须用枳实。胸中寒痞，须用去白陈皮。腹中窄，须用苍术。破血须用桃仁，活血须用当归，补血须用川芎，调血须用玄胡索。补元气须用人参，调诸气须用木香，破滞气须用枳壳、青皮。肌表热须用黄芩，去痰亦用。去痰用半夏。去风痰须用南星。诸虚热须用黄芪，盗汗亦用。脾胃受湿用白术，去痰亦用。下焦湿肿用汉防己、草龙胆，中焦湿热用黄连，下焦湿热用黄芩。烦渴须用白茯苓、葛根。嗽者用五味子。咳有声无痰者，用生姜、杏仁、防风；咳有声有痰者，用半夏、枳壳、防风。喘者须用阿胶、天门冬、麦门冬。诸泄泻须用白芍、白术。诸水泻用白术、茯苓、泽泻。诸痢疾须用当归、白芍药。上部见血用防风，中部见血用黄连，下部见血用地榆。

　　眼暴发，须用当归、黄连、防风。眼久昏暗用熟地黄、当归、细辛。解利伤风，须用防风为君，白术、甘草为佐。解利伤寒，甘草为君，防风、白术为佐。凡诸风须用防风、天麻。诸疮疡须用黄柏、知母为君，茯苓、泽泻为佐。疟疾须用柴胡为君，随所发之时，所属经部分以引经药导之。

　　以上诸药，此大略言之，以为处方之阶。欲究其精，于第二卷主治指掌中求之。

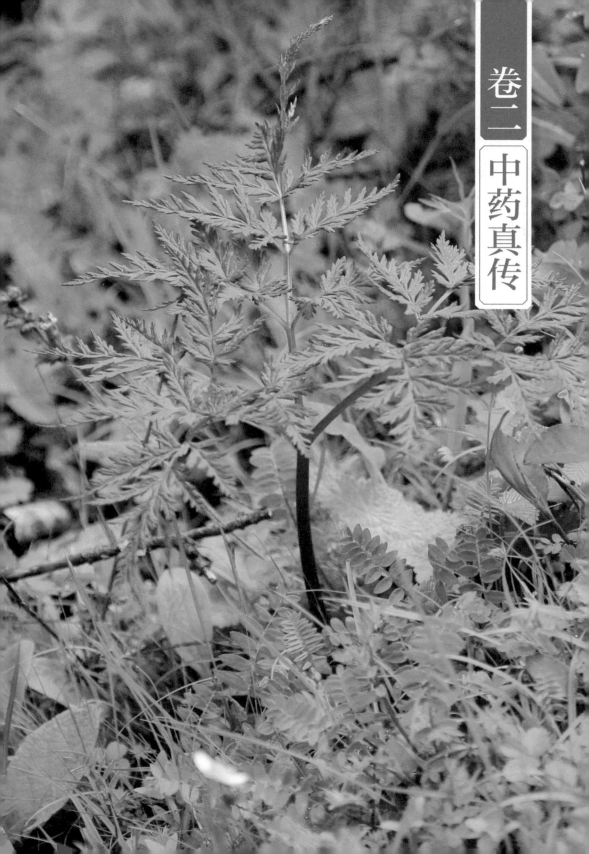

羌活（君，羌活气雄，独活气细）

羌活，味苦甘平，性微温，无毒。升也，阴中之阳也。其用有四：散肌表八风之邪，利周身八节之痛，排阴阳肉腐之疽，除新旧风湿之证。乃手足太阳表里引经药也。

升麻（形细而黑极坚者佳，形大者味薄不堪用）

升麻，味苦平，性微寒，无毒。升也，阴中之阳也。其用有四：引葱白散手阳明之风邪，引石膏止足阳明之齿痛，引诸药游行四经，升阳气于阴之下，因名之曰升麻。

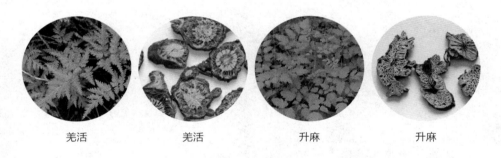

| 羌活 | 羌活 | 升麻 | 升麻 |

柴胡（半夏为之使，恶石英，畏女菀、藜芦）

柴胡，味苦平，性微寒，无毒。升也，阴中之阳也。其用有四：左右两旁胁下痛，日晡潮热往来生，在脏调经内主血，在肌主气上行经。手足少阳表里四经之药也。

白芷（臣，当归为之使，恶旋覆花）

白芷，味辛，性温，无毒。升也，阳也。其用有四：去头面皮肤之风，除皮肤燥痒之痹，止足阳明头痛之邪，为手太阴引经之剂。

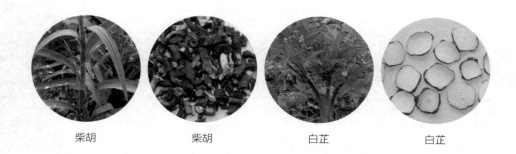

柴胡　　　　柴胡　　　　白芷　　　　白芷

防风（臣，恶干姜、藜芦、白蔹、芫花，制附子毒）

防风，味甘辛，性温，无毒。升也，阳也。其用有二：以气味能泻肺金，以体用通疗诸风。

当归（臣，畏菖蒲、海藻，恶热麸）

当归，味甘辛，性温，无毒。可升可降，阳也。其用有四：头止血而上行，身养血而中守，梢破血而下流，全活血而不走。

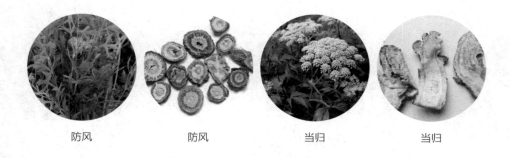

防风　　　　防风　　　　当归　　　　当归

独活（蠡实为之使）

独活，味苦甘平，性微温，无毒。升也，阴中之阳也。其用有二：诸风掉眩，颈项难伸；风寒湿痹，两足不用。乃为足少阴之引经。

木香（君）

木香，味苦辛，性温，无毒。降也，阴也。其用有二：调诸气不可无，泻肺气不可缺。

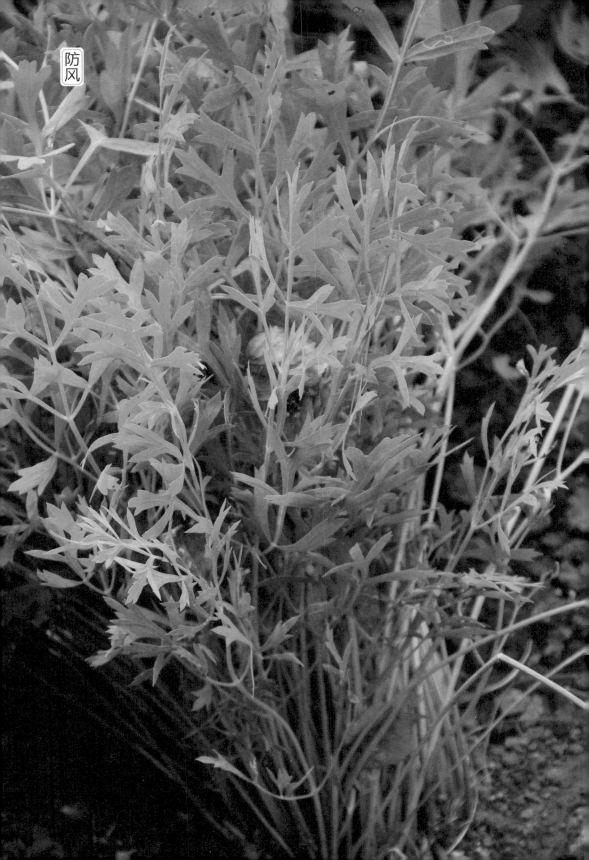

防风

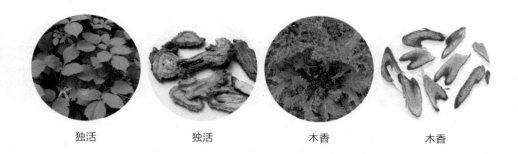

独活　　　　独活　　　　木香　　　　木香

槟榔（君）

槟榔，味苦辛，性温，无毒。降也，阴也。其用有二：坠诸药，性若铁石；治后重，验如奔马。

吴茱萸（恶丹参、硝石、紫石英，先以汤浸去辛味凡六七次，然后可用）

吴茱萸，味苦辛，性热，有小毒。可升可降，阳也。其用有四：咽嗌寒气噎塞而不通，胸中冷气闭塞而不利，脾胃停冷腹痛而不住，心气刺疼成阵而不止。

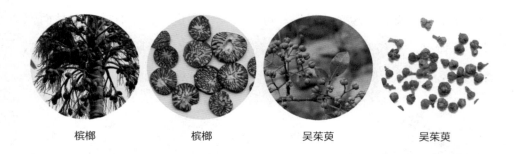

槟榔　　　　槟榔　　　　吴茱萸　　　　吴茱萸

藿香叶

藿香叶，味甘，性温，无毒，可升可降，阳也。其用有二：开胃口，能进饮食；止霍乱，仍除呕逆。

川芎

川芎，味辛，性温，无毒。升也，阳也。其用有二：上行头角，助元阳之气而止痛；下行血海，养新生之血以调经。

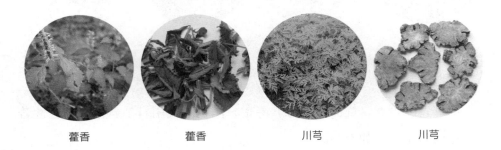

| 藿香 | 藿香 | 川芎 | 川芎 |

黄连（臣，恶菊花、芫花、玄参，畏款冬，胜乌头、巴豆毒）

黄连，味苦，性寒，无毒。沉也，阴也。其用有四：泻心火，消心下痞满之状；主肠澼，除肠中混杂之物；治目疾，暴发宜用；疗疮疡，首尾俱同。

黄芩（臣，恶葱实，畏丹砂、牡丹、藜芦）

黄芩，味苦平，性寒，无毒。可升可降，阴也。其用有四：中枯而飘者，泻肺火，消痰利气；细实而坚者，泻大肠火，养阴退阳；中枯而飘者，除风湿留热于肌表；细实而坚者，滋化源退热于膀胱。

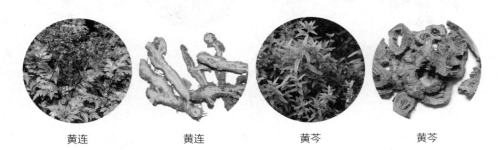

| 黄连 | 黄连 | 黄芩 | 黄芩 |

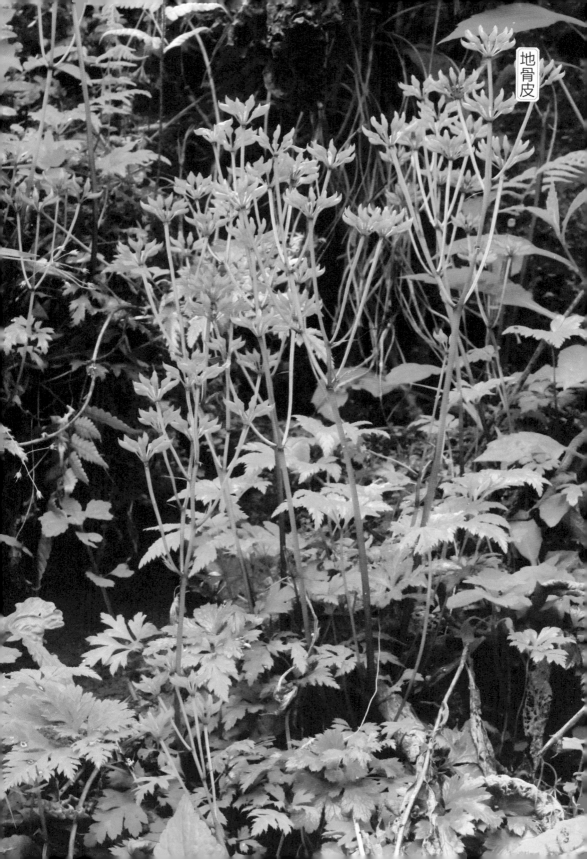

地骨皮

大黄（使，黄芩为之使，无所畏之）

大黄，味苦，性寒，无毒。其性沉而不浮，其用走而不守。夺土郁而通壅滞，定祸乱而致太平，因名之曰将军。

黄柏

黄柏，味苦，性寒，无毒。沉也，阴也。其用有五：泻下焦隐伏之龙火；安上焦虚哕之蛔虫；脐下痛则单制而能除；肾不足必炒用而能补；痿厥除热药中，诚不可缺。

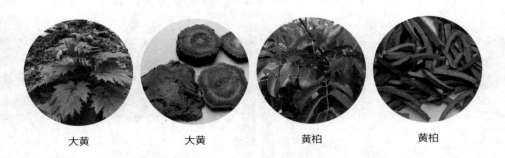

大黄　　　　　　大黄　　　　　　黄柏　　　　　　黄柏

玄明粉

玄明粉，味辛甘酸，性微温，无毒。沉也，阴也。其用有二：去胃中之实热，荡肠中之宿垢。其效不可尽述，大抵用此而代盆硝也。

白术（君，苍者米泔水浸，白者陈壁土炒，服二术忌食桃、李、雀、蛤）

白术，味甘，性温，无毒。可升可降，阳也。其用有四：利水道有除湿之功，强脾胃有进食之效，佐黄芩有安胎之能，君枳实有消痞之妙。

人参（君，茯苓为之使，反藜芦，恶咸卤，凡使去净芦头）

人参，味甘，性温，无毒。升也，阳也。其用有三：止渴生津液；和中益元气；肺寒则可服，肺热还伤肺。

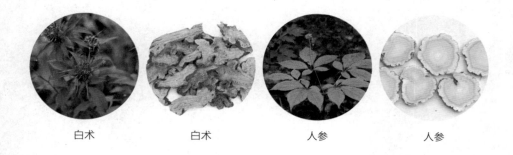

白术   白术   人参   人参

黄芪（恶龟甲、白鲜皮，蜜炒用）

黄芪，味甘，性温，无毒。升也，阳也。其用有四：温分肉而实腠理，益元气而补三焦，内托阴证之疮疡，外固表虚之盗汗。

甘草（君，恶远志，反大戟、芫花、甘遂、海藻，用宜去节，服此忌猪肉及松菜）

甘草，味甘平，无毒。生之则寒，炙之则温。生则分身梢而泻火，炙则健脾胃而和中。解百毒而有效，协诸药而无争，以其甘能缓急，故有"国老"之称。

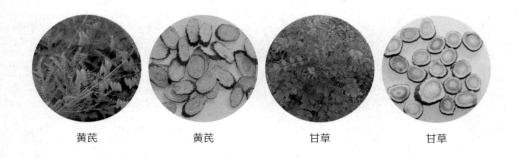

黄芪   黄芪   甘草   甘草

半夏（使，畏皂荚，恶雄黄、生姜、干姜、秦皮、龟甲，反乌头）

半夏，味辛平。生寒熟温，有毒。降也，阳也。其用有四：除湿化痰涎，大和脾胃气，痰厥及头痛，非此莫能治。

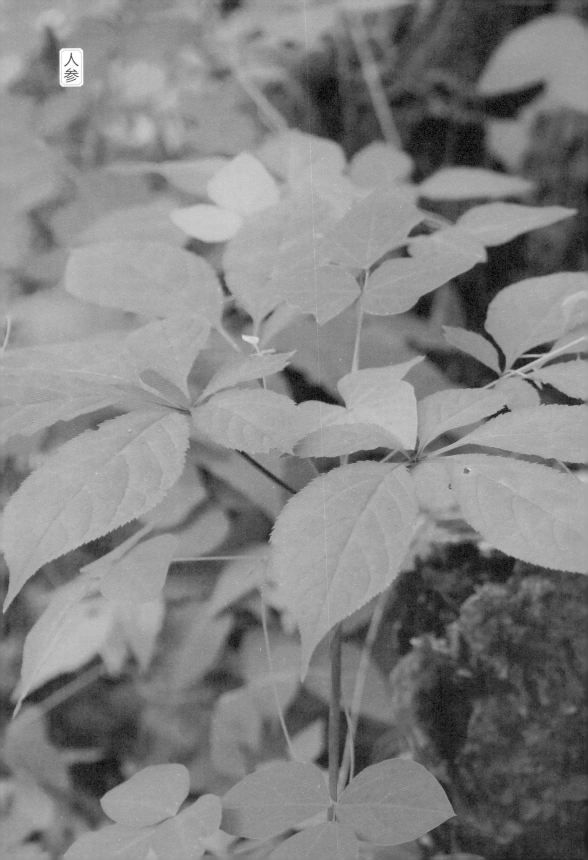
人参

陈皮

陈皮，味辛苦，性温，无毒。可升可降，阳中之阴也。其用有二：留白补胃和中，去白消痰泄气。

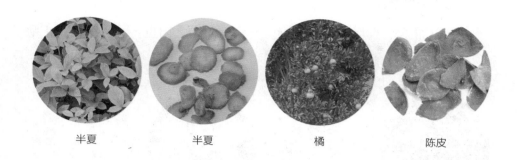

半夏　　　　　半夏　　　　　橘　　　　　陈皮

青皮

青皮，味苦，性寒，无毒。沉也，阴也。其用有四：破滞气愈低而愈效，削坚积愈下而愈良，引诸药至厥阴之分，下饮食入太阴之仓。

枳壳（使，去瓤麸炒，令熟用）

枳壳，味酸苦，性微寒，无毒。沉也，阴也。其用有四：消心下痞塞之痰，泄腹中滞塞之气，推胃中隔宿之食，削腹内连年之积。

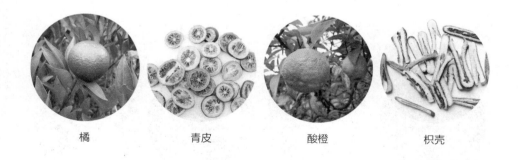

橘　　　　　青皮　　　　　酸橙　　　　　枳壳

枳实（臣，凡用先去囊，陈久者佳）

枳实，味苦酸，性微寒，无毒。沉也，阴也。其用有四：消胸中之虚痞，逐心下之停水，化日久之稠痰，削年深之坚积。

桔梗（臣，畏白及、龙眼、龙胆）

桔梗，味苦，性微寒，有小毒。升也，阴中之阳也。其用有四：止咽痛，兼除鼻塞；利膈气，仍治肺痈；一为诸药之舟楫；一为肺部之引经。

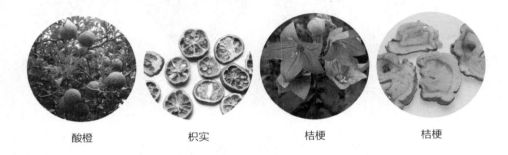

| 酸橙 | 枳实 | 桔梗 | 桔梗 |

知母（君，勿犯铁器，行经上颈，酒炒用）

知母，味苦，性寒，无毒。沉也，阴中之阴也。其用有四：泻无根之实火，疗有汗之骨蒸，止虚劳之阳胜，滋化源之阴生。

藁本（臣，恶芦茹，畏青葙子）

藁本，味苦辛，性微温，无毒。升也，阴中之阳也。其用有二：大寒气客于巨阳之经，苦头疼流于巅顶之上，非此味不除。

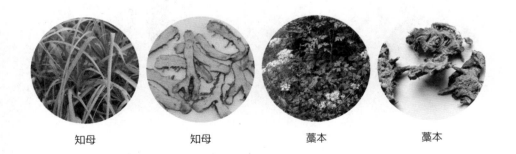

| 知母 | 知母 | 藁本 | 藁本 |

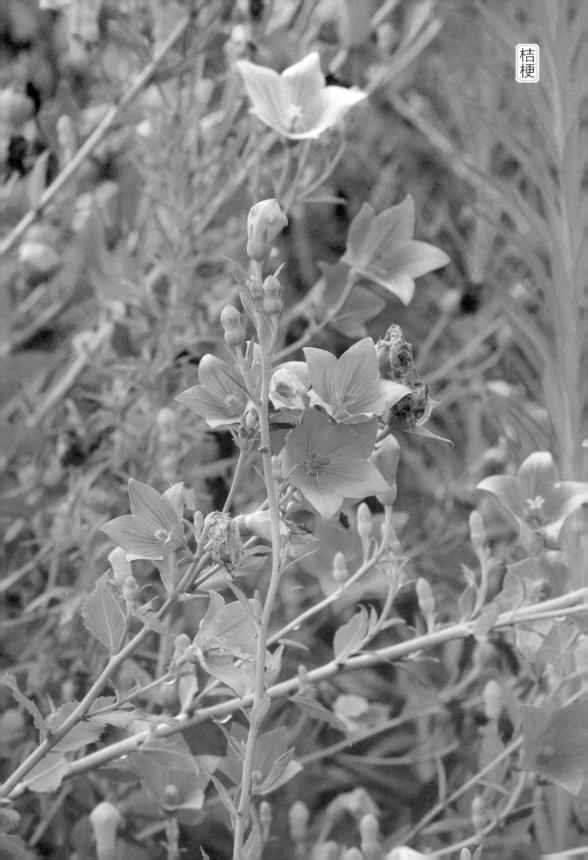

桔梗

生地黄

生地黄，味甘苦，性寒，无毒。沉也，阴也。其用有四：凉心火之血热，泻脾土之湿热，止鼻中之衄热，除五心之烦热。

熟地黄（君，恶贝母，畏芜荑，忌铁器，犯之令人肾消，亦忌食莱菔，令人发白）

熟地黄，味甘苦，性温，无毒。沉也，阴也。其用有四：活血气，封填骨髓；滋肾水，补益真阴；伤寒后腰骨最痛；新产后脐腹难禁。

五味子（君，苁蓉为之使，恶葳蕤，胜乌头）

五味子，味酸，性温，无毒。降也，阴也。其用有四：滋肾经不足之水；收肺气耗散之金；除烦热，生津止渴；补虚劳，益气强阴。

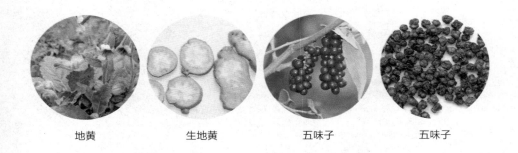

地黄　　　　　生地黄　　　　　五味子　　　　　五味子

川乌

川乌，味辛，性热，有毒。浮也，阳中之阳也。其用有二：散诸风之寒邪，破诸积之冷痛。

白芍药（臣，恶石斛，畏硝石、大小蓟，反藜芦）

白芍药，味酸平，性寒，有小毒。可升可降，阴也。其用有四：扶阳气，大除腹痛；收阴气，陡健脾经；堕其胎，能逐其血；损其肝，能缓其中。

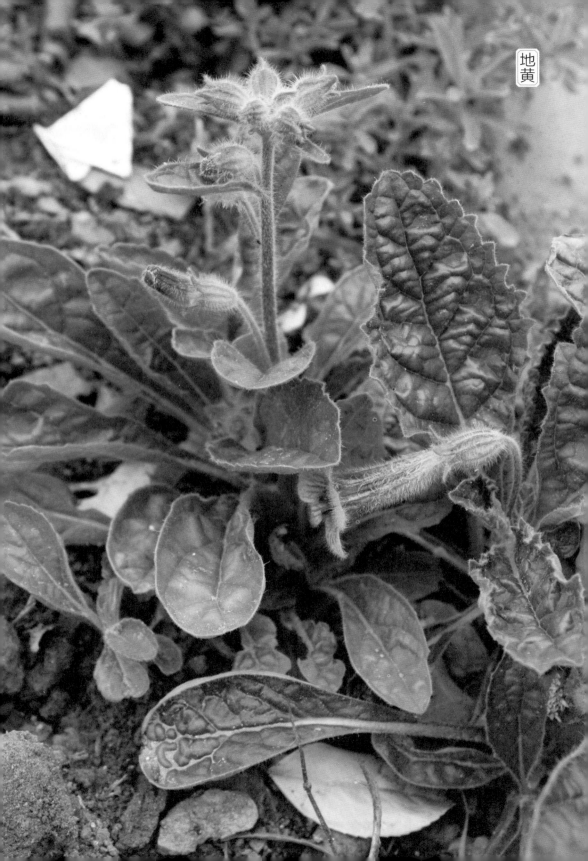

地黄

白茯苓（臣，恶白蔹、密蒙、地榆、雄黄、秦艽、龟甲，忌醋酸之物，中有筋最损目，宜去之）

白茯苓，味甘淡，性温，无毒。降也，阳中之阴也。其用有六：利窍而除湿，益气而和中，小便多而能止，大便结而能通，心惊悸而能保，津液少而能生。白者入壬癸，赤者入丙丁。

泽泻（君）

泽泻，味甘咸，性寒，无毒。降也，阳中之阴也。其用有四：去胞垢而生新水，退阴汗而止虚烦，主小便淋涩为仙药，疗水病湿肿为灵丹。

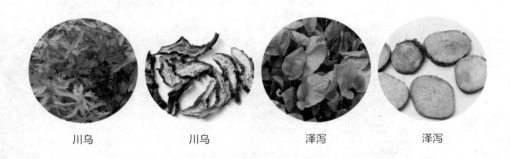

| 川乌 | 川乌 | 泽泻 | 泽泻 |

薄荷叶（使）

薄荷叶，味辛，性凉，无毒。升也，阳也。其用有二：清利六阳之会首，祛除诸热之风邪。

麻黄（臣，恶辛夷、石韦，凡用先煮三沸，去黄沫，否则令人烦闷）

麻黄，味苦甘，性温，无毒。升也，阴中之阳也。其用有二：其形中空，散寒邪而发表；其节中闭，止盗汗而固虚。

厚朴（臣，恶泽泻、寒水石、硝石，入药去粗皮，生姜汁炒用）

厚朴，味苦辛，性温，无毒。可升可降，阳中之阳也。其用有二：苦能下气，去实满而消腹胀；温能益气，除湿满散结调中。

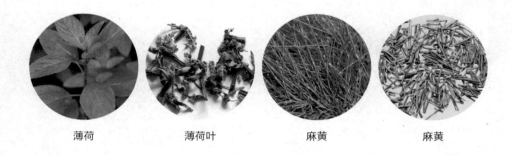

薄荷　　　　　薄荷叶　　　　　麻黄　　　　　麻黄

杏仁（恶黄芩、黄芪、葛根，凡用去皮、尖，麸炒）

杏仁，味苦甘，性温，有毒。可升可降，阴中之阳也。其用有二：利胸中逆气而喘促，润大肠气闭而难通。

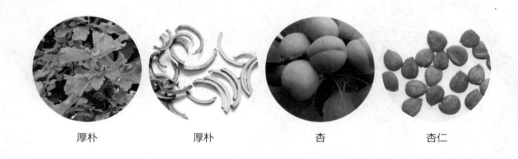

厚朴　　　　　厚朴　　　　　杏　　　　　杏仁

巴豆（使，恶甘草，畏大黄、黄连，用之去皮、心）

巴豆，味辛，性热，有大毒。浮也，阳中之阳也。其用有二：削坚积，荡脏腑之沉寒；通闭塞，利水谷之道路。斩关夺门之将，不可轻用。

黑附子（地胆为之使，恶蜈蚣，畏防风、黑豆、甘草、黄芪、人参、乌韭）

黑附子，味辛，性热，有大毒。浮也，阳中之阳也。其性浮而不沉，其用走而不息。除六腑之沉寒，定三阳之厥逆。

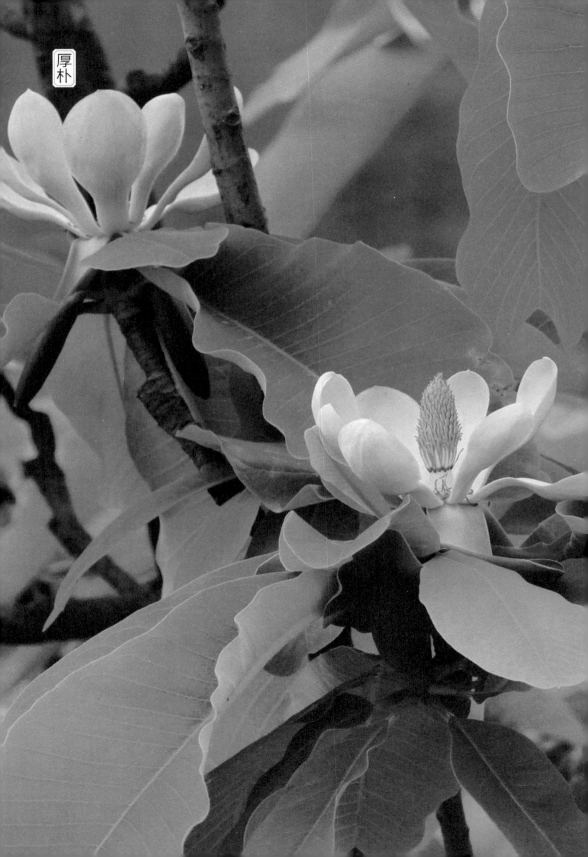

厚朴

苍术

苍术，气味主治与白术同。补中除湿，力不及白；宽中发汗，功过于白。

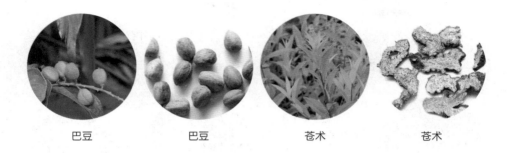

| 巴豆 | 巴豆 | 苍术 | 苍术 |

秦艽（菖蒲为之使）

秦艽，味苦辛平，性微温，无毒。可升可降，阴中之阳也。其用有二：除四肢风湿若神，疗遍体骨疸如金。

白僵蚕

白僵蚕，味咸辛平，性微温，无毒。升也，阴中之阳也。其用有二：去皮肤风动如虫行，主面部䵟生如漆点。

白豆蔻

白豆蔻，味辛，性温，无毒。升也，阳也。其用有四：破肺中滞气，退口中臭气，散胸中冷气，补上焦元气。

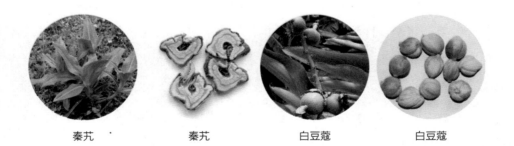

| 秦艽 | 秦艽 | 白豆蔻 | 白豆蔻 |

地榆

地榆，味苦甘酸，性微寒，无毒。沉也，阴也。其用有二：主下部积热之血痢，止下焦不禁之月经。

连翘（使）

连翘，味苦平，性微寒，无毒。升也，阴也。其用有二：泻诸经之客热，散诸肿之疮疡。

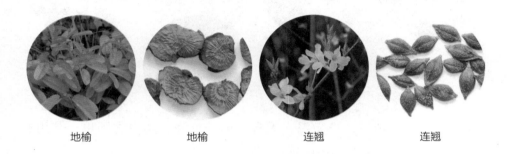

地榆　　　　　地榆　　　　　连翘　　　　　连翘

阿胶（君，畏大黄）

阿胶，味甘平，性微温，无毒。降也，阳也。其用有四：保肺益金之气，止嗽蠲咳之脓，补虚而安妊胎，治痿而强骨力。

桃仁

桃仁，味苦甘平，性寒，无毒。降也，阴也。其用有二：润大肠血闭之便难，破大肠久蓄之血结。

生姜（使，恶黄芩、黄连、鼠粪，去皮则热，留皮则冷，制半夏毒）

生姜，味辛，性温，无毒。升也，阳也。其用有四：制半夏有解毒之功，佐大枣有厚肠之益，温经散表邪之风，益气止翻胃之哕。

石膏

石膏，味辛甘，性大寒，无毒。沉也，阴也。其用有二：制火邪，清肺气，仲景有白虎之名；除胃热，夺甘食，易老有大寒之剂。

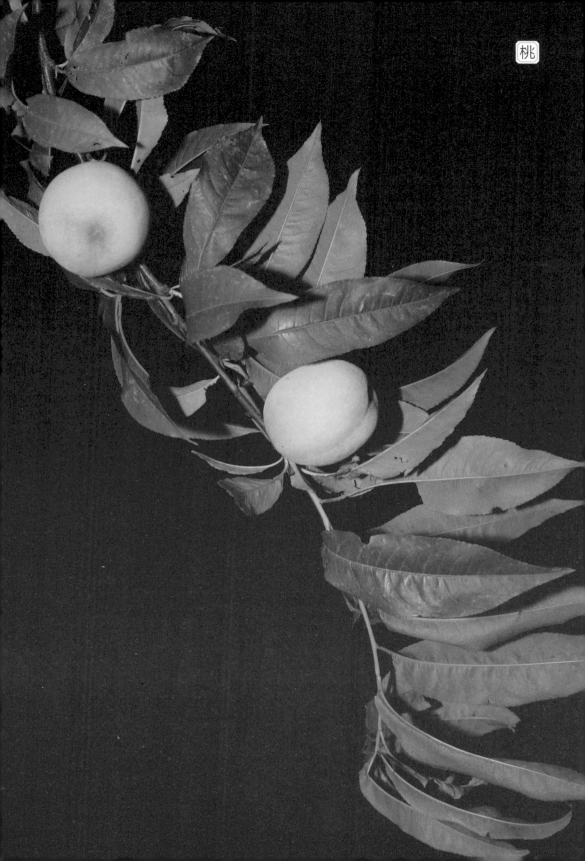
桃

桂（君，忌生葱，凡用刮去外皮）

桂，味辛，性热，有毒。浮也，阳中之阳也。气之薄者，桂枝也；气之厚者，肉桂也。气薄则发泄，桂枝上行而发表；气厚则发热，肉桂下行而补肾。此天地亲上亲下之道也。

细辛（臣，恶狼毒、山茱萸、黄芪，畏硝石、滑石，反藜芦）

细辛，味辛，性温，无毒。升也，阳也。其用有二：止少阴合病之首痛，散三阳数变之风邪。

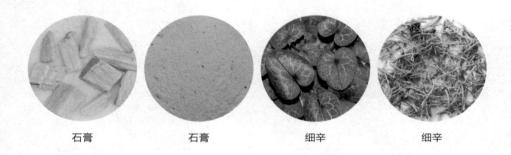

| 石膏 | 石膏 | 细辛 | 细辛 |

栀子

栀子，味苦，性大寒，无毒。沉也，阴也。其用有二：疗心中懊恼颠倒而不得眠，治脐下血滞小便而不得利。易老有云：轻飘而象肺，色赤而象火，又能泻肺中之火。

葛根（臣，制野葛、巴豆、白药）

葛根，味甘平，性寒，无毒。可升可降，阳中之阴也。其用有四：发伤寒之表邪，止胃虚之消渴，解中酒之奇毒，治往来之温疟。

瓜蒌根（枸杞为之使，恶干姜，畏牛膝，反乌头）

瓜蒌根，味苦，性寒，无毒。沉也，阴也。其用有二：止渴退烦热，补虚通月经。

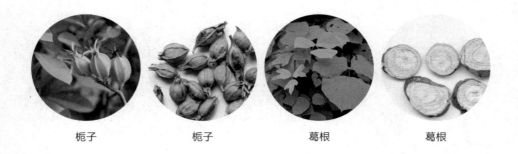

栀子　　　　　　栀子　　　　　　葛根　　　　　　葛根

猪苓

猪苓，味淡甘平，性温，无毒。降也，阳中之阴也。其用有二：除湿肿体用兼备，利小水气味俱长。

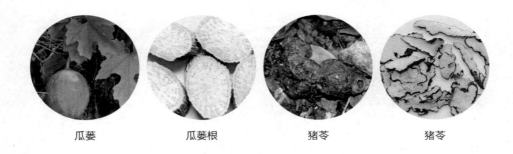

瓜蒌　　　　　　瓜蒌根　　　　　猪苓　　　　　　猪苓

干姜（臣，恶黄芩、黄连）

干姜，生则味辛，炮则味苦。可升可降，阳也。其用有二：生则逐寒邪而发表，炮则除胃冷而温中。

草龙胆（贯众为之使，恶防葵、地黄）

草龙胆，味苦，性寒，无毒。沉也，阴也。其用有二：退肝经之邪热，除下焦之湿肿。

苏木

苏木，味甘咸平，性寒，无毒。可升可降，阴也。其用有二：破疮疡死血，非此无功；除产后败血，用之立验。

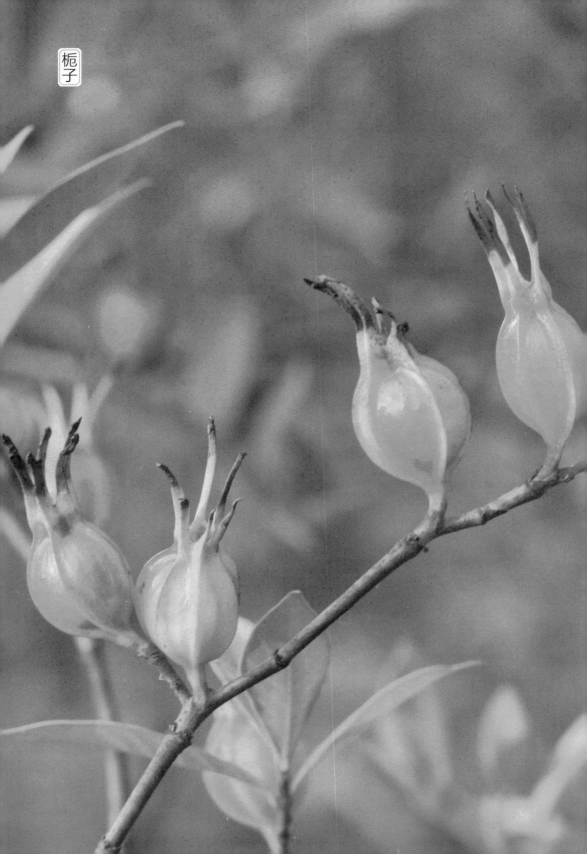
栀子

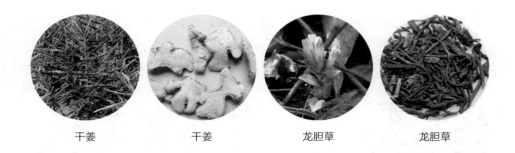

| 干姜 | 干姜 | 龙胆草 | 龙胆草 |

杜仲（恶蛇蜕、玄参，凡用炒去丝）

杜仲，味辛甘平，性温，无毒。降也，阳也。其用有二：强志壮筋骨，滋肾止腰痛。酥炙去其丝，功能如神应。

天门冬（君，畏曾青，凡用去皮、心，忌食鲤鱼）

天门冬，味苦平，性大寒，无毒。降也，阴也。其用有二：保肺气不被热扰，定喘促陡然康宁。

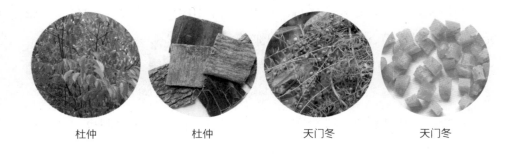

| 杜仲 | 杜仲 | 天门冬 | 天门冬 |

麦门冬（君，恶款冬花、苦瓠，畏苦参，凡用抽去心，不令人烦）

麦门冬，味甘平，性寒，无毒。降也，阳中之阴也。其用有四：退肺中隐伏之火；生肺中不足之金；止烦躁，阴得其养；补虚劳，热不能侵。

木通

木通，味甘平，性寒，无毒。降也，阳中之阴也。其用有二：泻小肠火积而不散，利小便热闭而不通。泻小肠火，无他药可比；利小便闭，与琥珀同功。

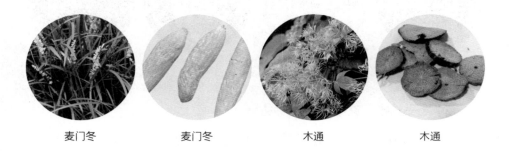

| 麦门冬 | 麦门冬 | 木通 | 木通 |

地骨皮（去骨，用根皮）

地骨皮，味苦平，性寒，无毒。升也，阴也。其用有二：疗在表无定之风邪，主传尸有汗之骨蒸。

桑白皮

桑白皮，味甘，性寒，无毒。可升可降，阳中之阴也。其用有二：益元气不足而补虚劳，泻肺气有余而止咳嗽。

甘菊花（野菊花，味苦者，名"苦薏"，大伤胃，不宜用。又白菊花，亦入药）

甘菊花，味苦甘平，性微寒，无毒。可升可降，阴中之阳也。其用有二：散八风上注之头眩，止两目欲脱之泪出。

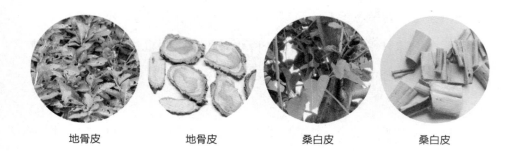

| 地骨皮 | 地骨皮 | 桑白皮 | 桑白皮 |

红花

红花，味辛，性温，无毒。阳也，其用有四：逐腹中恶血，而补血虚之血；除产后败血，而止血晕之晕。

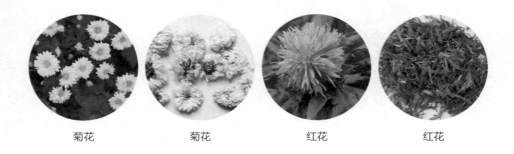

| 菊花 | 菊花 | 红花 | 红花 |

赤石脂

赤石脂，味甘酸，性温，无毒。降也，阳中之阴也。其用有二：固肠胃有收敛之能，下胎衣无推荡之峻。

通草（臣）

通草，味甘平，性微寒，无毒。降也，阳中之阴也。其用有二：阴窍涩而不利，水肿闭而不行。涩闭两俱立验，因有"通草"之名。

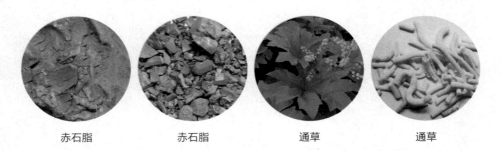

| 赤石脂 | 赤石脂 | 通草 | 通草 |

乌梅

乌梅，味酸平，性温，无毒。可升可降，阴也。其用有二：收肺气除烦止渴，主泄痢调胃和中。

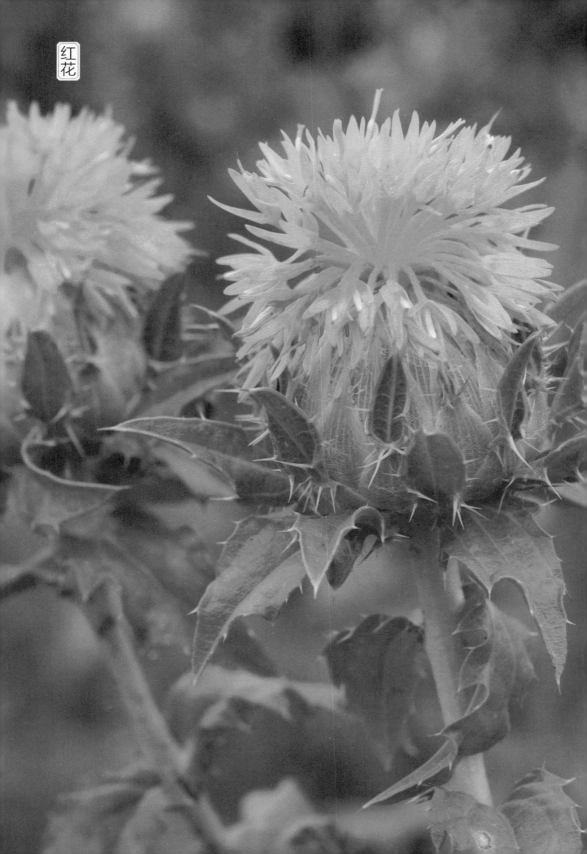
红花

川椒

川椒，味辛，性大热，有毒。浮也，阳中之阳也。其用有二：用之于上，退两目之翳膜；用之于下，除六腑之沉寒。

葳蕤

葳蕤，味甘平，性温，无毒。降也，阳中之阴也。其用有四：风淫四肢不用，泪出两目皆烂，男子湿注腰痛，女子面黑黯点，皆能疗治。

秦皮（大戟为之使，恶吴茱萸）

秦皮，味苦，性寒，无毒。沉也，阴也。其用有四：风寒邪合湿成痹，青白色幻翳遮睛，女子崩中带下，小儿风热惊痫。

白头翁

白头翁，味苦，性温，无毒。可升可降，阴中之阳也。其用有四：消男子阴疝偏肿，治小儿头秃膻腥，鼻衄非此不效，痢疾全赖收功。

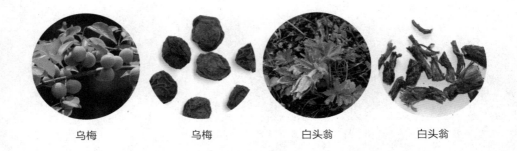

乌梅　　　　乌梅　　　　白头翁　　　　白头翁

牡蛎

牡蛎，味咸平，性寒，无毒。可升可降，阴也。其用有四：男子梦寐遗精，女子赤白崩中，荣卫往来虚热，便滑大小肠同。

干漆（臣，畏鸡子，又忌油脂，见蟹黄则化水，凡入药捣碎炒用）

干漆，味辛平，性温，有毒。降也，阳中之阴也。其用有二：削年深坚结之沉积，破日久秘结之瘀血。

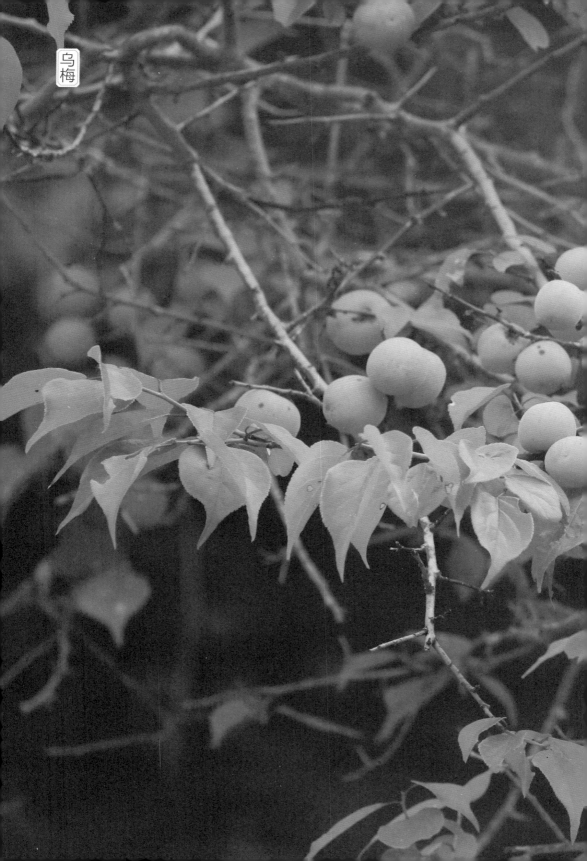
乌梅

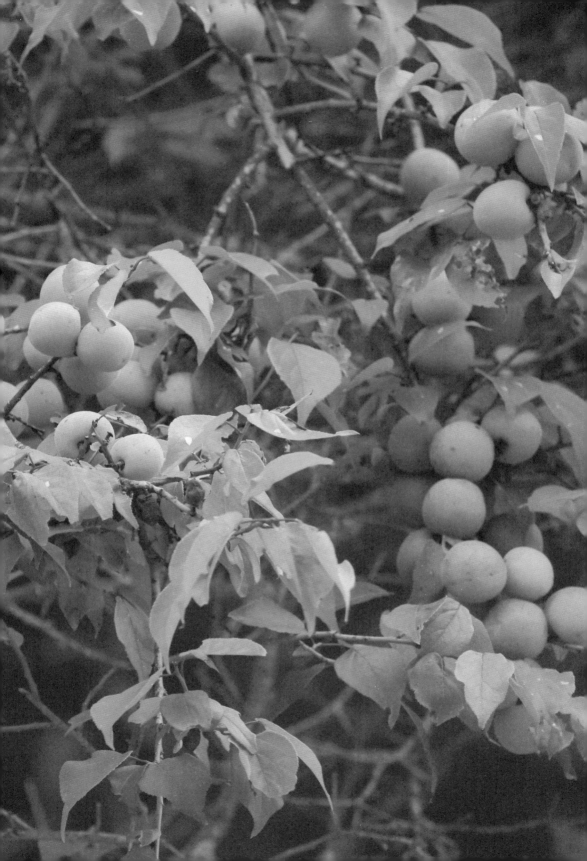

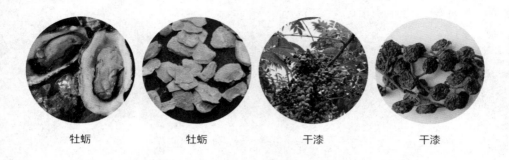

| 牡蛎 | 牡蛎 | 干漆 | 干漆 |

南星

南星，味苦辛，性温，有毒。可升可降，阴中之阳也。其用有二：坠中风不省之痰毒，主破伤如尸之身强。

商陆（使，忌犬肉）

商陆，味酸辛平，性寒，有毒。降也，阳中之阴也。其味酸辛，其形类人，其用疗水，其效如神。

葶苈

葶苈，味苦，性寒，无毒。沉也，阴中之阴也。其用有四：除周身之浮肿，逐膀胱之留热，定肺气之喘促，疗积饮之痰厥。

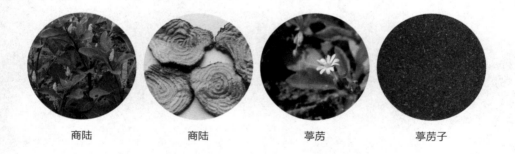

| 商陆 | 商陆 | 葶苈 | 葶苈子 |

海藻（臣，反甘草）

海藻，味苦咸，性寒，无毒。沉也，阴中之阴也。其用有二：利水道，通闭结之便；泄水气，消遍身之肿。

竹叶（篁竹、淡竹为上，苦竹次之，余不入药）

竹叶，味苦辛平，性寒，无毒。可升可降，阳中之阴也。其用有二：辟除新旧风邪之烦热，能止喘促气胜之上冲。

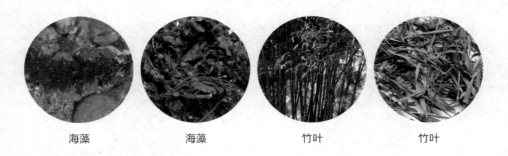

海藻　　　　海藻　　　　竹叶　　　　竹叶

葱白（忌与蜜同食）

葱白，味辛，性温，无毒。升也，阳也。其用有二：散伤风阳明头痛之邪，主伤寒阳明下痢之苦。

天麻（其苗名"定风草"）

天麻，味辛平，性温，无毒。降也，阳也。其用有四：疗大人风热头眩，治小儿风痫惊悸，祛诸风麻痹不仁，主瘫痪语言不遂。

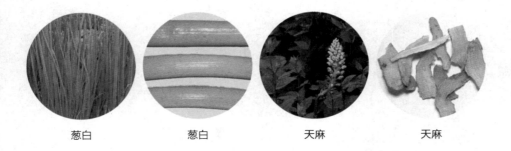

葱白　　　　葱白　　　　天麻　　　　天麻

大枣

大枣，味甘平，性温，无毒。降也，阳也。其用有二：助脉强神，大和脾胃。

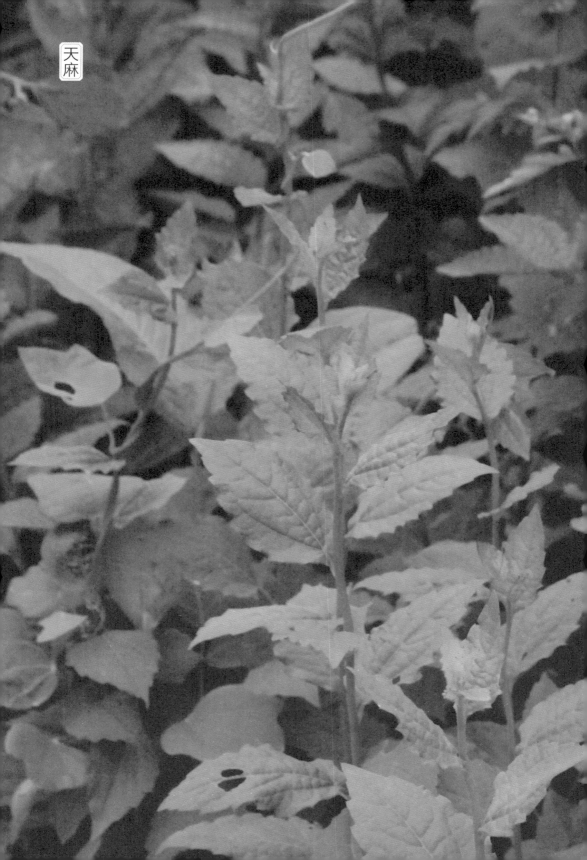

天麻

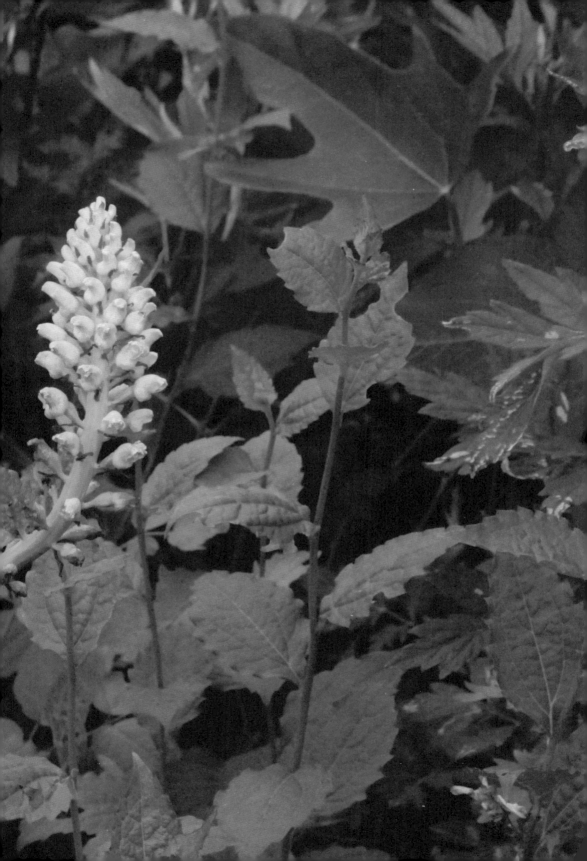

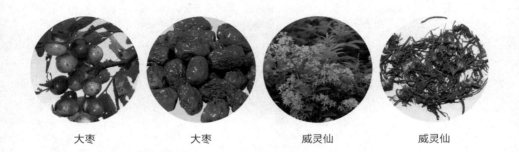

大枣　　　　　大枣　　　　　威灵仙　　　　威灵仙

威灵仙（忌茗）

威灵仙，味苦，性温，无毒。可升可降，阴中之阳也。其用有四：推腹中新旧之滞，消胸中痰涎之痞，散疝痒皮肤之风，利冷疼腰膝之气。

鼠粘子

鼠粘子，味辛平，性微寒，无毒。降也，阳也。其用有四：主风湿瘾疹盈肌，退寒热咽喉不利，散诸种疮疡之毒，利腰膝凝滞之气。

草豆蔻（面包煨熟用）

草豆蔻，味辛，性温，无毒。浮也，阳也。其用有二：去脾胃积滞之寒邪，止心腹新旧之疼痛。

玄胡索

玄胡索，味苦辛，性温，无毒。可升可降，阴中之阳也。其用有二：活精血，能疗产后之疾；调月水，亦主胎前之症。

以上凡药九十品，品各赋以短章。既明以升降浮沉，复主以君臣佐使，或一味而内外兼攻，名系阴阳表里；或一物而生熟互异，更分暑湿风寒。辞简意周，几无余义。诚发前篇之所未尽也。其可不熟读而详记之乎？

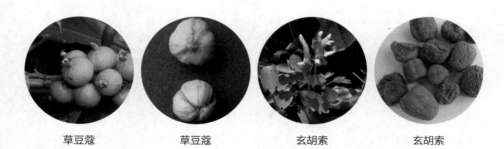

草豆蔻　　　　草豆蔻　　　　玄胡索　　　　玄胡索

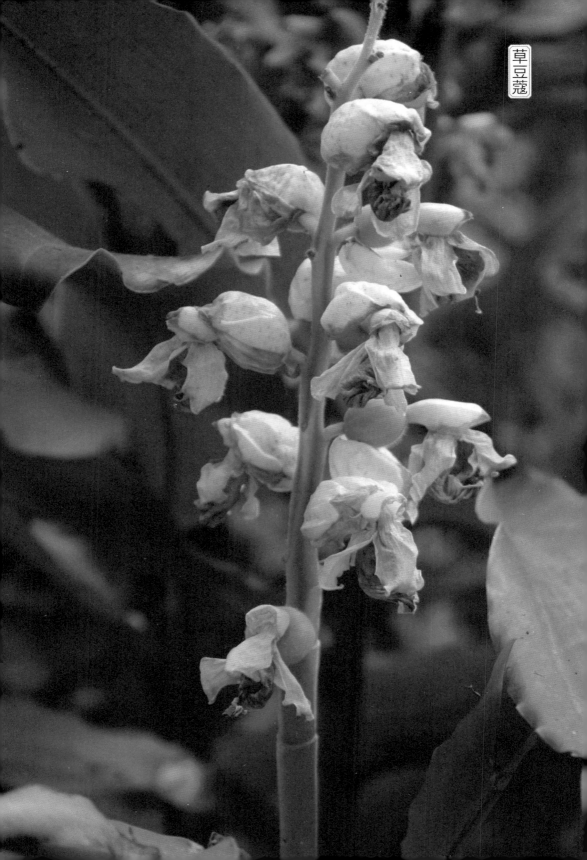

草豆蔻

二、用药须知

（一）用药法象

天有阴阳，风寒暑湿燥火。三阴三阳上奉之，温、凉、寒、热四气是也。温热者，天之阳也；寒凉者，天之阴也。此乃天之阴阳也。地有阴阳，金木水火土，生长化收藏下应之。辛、甘、酸、苦、咸五味是也。辛甘淡者，地之阳也；酸苦咸者，地之阴也。此乃地之阴阳也。阴中有阳，阳中有阴。平旦至日中，天之阳，阳中之阳也；日中至黄昏，天之阳，阳中之阴也；合夜至鸡鸣，天之阴，阴中之阴也；鸡鸣至平旦，天之阴，阴中之阳也。故人亦应之，人身之阴阳，外为阳，内为阴；背为阳，腹为阴；脏为阴，腑为阳；心、肝、脾、肺、肾五脏为阴，胆、胃、大肠、小肠、膀胱、三焦六腑为阳。所以知阳中之阴、阴中之阳者，何也？如冬病在阴，夏病在阳，春病在阳，秋病在阴。知其所在，则施针药也。背为阳，阳中之阳，心也；背为阳，阳中之阴，肺也；腹为阴，阴中之阴，肾也；腹为阴，阴中之阳，肝也；腹为阴，阴中之至阴，脾也。此系阴阳表里内外雌雄相输应也。

（二）四时用药法

不问所病或温或凉或热或寒。如春时有疾，于所用药内加清凉之药；夏月有疾，加大寒之药；秋月有疾，加温气之药；冬月有疾，加大热之药。是不绝生化之源也。《内经》曰"必先岁气，无伐天和，是为至治"；

又曰"无违时，无伐化"。又曰"无伐生生之气，此皆常道用药之法"。若反其常道而变生异症，则当从权施治。

（三）用药丸散

仲景云：剉如麻豆大，与㕮咀同意。夫㕮咀者，古之制也。古无铁刃，以口咬细，令如麻豆，为粗药煎之。使药水清饮于腹中，则易升易散也，此所谓㕮咀也。今人以刀器剉如麻豆大，此㕮咀之易成也。若一概为细末，不分清浊矣。经云：清阳发腠理，浊阴走五脏，果何谓也。又曰：清阳实四肢，浊阴归六腑，是也。㕮咀之法，取汁清易循行经络故也。若治至高之病加酒煎，去湿加生姜煎，补元气以大枣煎，发散风寒以葱白煎，去膈上病以蜜煎。

散者，细末也，不循经络，只去膈上病及脏腑之病。气味厚者，白汤调服；气味薄者，煎以和渣服。去下部之疾，其丸极大而光且圆，治中焦者次之，治上焦者则极小。稠糊面丸者，取其迟化直至下焦；或酒或醋丸者，取其收散之意也；用半夏、南星，或去湿者，以生姜汁煮糊为丸，制其毒也；稀糊丸者，取其易化也；水浸一宿，蒸饼为丸，及滴水为丸者，皆取易化也；炼蜜为丸者，取其迟化而气循经络也；用蜡为丸者，取其难化而旋旋收功也。大抵汤者荡也，去久病者用之；散者散也，去急病者用之；丸者缓也，不能速去其病，用药徐缓而治之也。

（四）药本五味歌

酸为木化气本温，能收能涩利肝经。

苦为火化气终热，能燥能坚心脏平。

甘始土生气化湿，能开缓渗从脾行。

辛自金生气带燥，能散润濡通肺窍。

咸从水化气生寒，下走软坚足肾道。

淡味方为五行本，运用须知造化要。

（五）炮制药歌

芫花本利水，非醋不能通。

绿豆本解毒，带壳不见功。

草果消膨效，连壳反胀胸。

黑丑生利水，远志苗毒逢。

蒲黄生通血，熟补血运通。

地榆医血药，连梢不住红。

陈皮专理气，留白补胃中。

附子救阴证，生用走皮风。

草乌解风痹，生用使人蒙。

人言烧煅用，诸石火恒红。

入醋堪研末，制度必须工。

川芎炒去油，生用痹痛攻。

炮爁当依法，方能专化工。

知母桑白天麦门，首乌生熟地黄分。

偏宜竹片铜刀切，铁器临之便不驯。

乌药门冬巴戟天，莲心远志五般全。

并宜剔去心方妙，否则令人烦躁添。

厚朴猪苓与茯苓，桑皮更有外皮生。

四般最忌连皮用，去净方能不耗神。

益智麻仁柏子仁，更加草果四般论。

并宜去壳方为效，不去令人心痞增。

何物还须汤泡之，苍术半夏与陈皮。

更宜酒洗亦三味，苁蓉地黄及当归。

（六）妊娠服药禁歌

蚖斑水蛭及虻虫，乌头附子配天雄。

野葛水银并巴豆，牛膝薏苡与蜈蚣。

三棱芫花代赭麝，大戟蝉蜕黄雌雄。

牙硝芒硝牡丹桂，槐花牵牛皂角同。

半夏南星与通草，瞿麦干姜桃仁通。

硇砂干漆蟹爪甲，地胆茅根都失中。

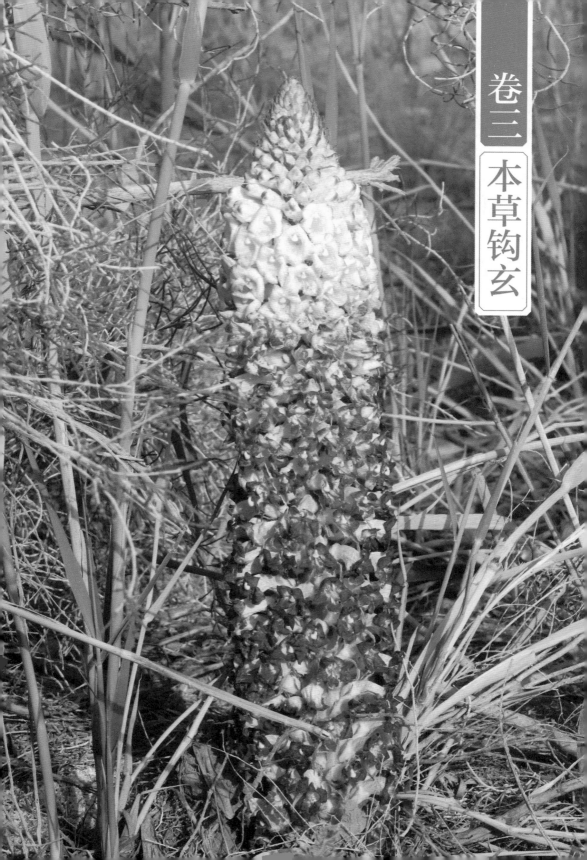

一、玉石部

　　药能治病，医乃传方，当明药品贵贱良毒之异，须尝气味酸咸苦辣辛甘。

　　窃以金银珠玉之贵，白垩石灰之贱，药性之良则丹砂钟乳，气毒则信石硼砂。至于五味，酸入肝，咸入肾，苦入心，辛入肺，甘入脾，辣则有温凉寒热之异。

　　功力有急缓，性本有温凉。

　　且如朴硝之性急，若煎作芒硝，性乃缓矣。

　　本草之作，肇始炎皇。

　　肇，即始也；炎皇，神农氏也。本草之为书，由神农尝百草，一日而遇七十毒，始兴医药相救之本草。

　　未言草木之品汇，且提玉石之纪纲。

　　仿《本草》《图经》，以玉石部为先，而草木之品次之。

　　金屑、玉屑、辰砂、石床，能驱邪而逼鬼祟，可定魄而制癫狂，止渴除烦，安镇灵台，明耳目补精益气，依经炼服寿延长。

　　金屑，味辛平，有毒，处处有之，梁益宁州最多，出水砂中得屑，谓之生金，若不炼，服之杀人。玉屑，味甘平，无毒，生蓝田。丹砂，一名朱砂，味甘微寒，无毒；惟辰州者最胜，故谓之辰砂。生深山石崖间，穴地数十尺，始见其苗，乃白石耳，谓之朱砂床，即石床也。砂生石床上，亦有淘土石中得之，非生于石者。又按：《本草》石床，自有本条，味甘温，无毒，谓钟乳，水下凝积，生如笋状，渐长久，与上乳相接为柱，出钟乳堂中，谓之石床。人心谓之灵台。金屑、玉屑、辰砂、石床，四品之性主治相同，皆可依《图经》法炼服食，则延年不老。

生银屑镇惊安五脏，钟乳粉补虚而助阳。

银屑，味辛平，有毒，生银屑当取见成银箔，以水银消之为泥，合硝石及盐研为粉，烧出水银，淘去盐石，为粉极细用之。石钟乳，味甘温，无毒，道州者最佳，须炼服之，不然，使人病淋，治咳嗽，行乳道，补髓添精，强阳道，益肺家，宜慎用之。

代赭石能坠胎，而可攻崩漏；伏龙肝治产难，而吐血尤良。

代赭石，用火煅醋淬七遍，研水飞，味甘寒，无毒，出代州，其色赤，故名代赭石，养血气，强精辟邪，畏天雄、附子。

伏龙肝，即灶中土也，味辛温，微毒，消痈肿，催生下胎，止血崩。

云母补劳伤兼明目，水银除疥虱与疮疡。

云母石，味甘平，无毒，安五脏，坚肌止痢，《局方》有法煎云母膏，治瘫疽恶毒等疮。

水银，即朱砂液，能消化金银使成泥，味辛寒，有毒，一名汞，畏磁石，难产可用催生。

治风喉，理鼻息，功全矾石；止漏下，破癥结，用禹余粮。

矾石，味酸寒，无毒，出晋州者佳，化痰止痢，攻阴蚀诸疮漏，煅过谓之枯矾，亦可生用。

禹余粮，火煅醋淬七次，捣细水飞，味甘寒平，无毒，出潞州，形如鹅鸭卵，外有壳重叠者是，其中有黄细末如蒲黄者，谓之石中黄。

朴硝开积聚，化停痰，煎作芒硝功却缓；硝石止烦躁，除热毒，炼之须扫地边霜。

朴硝，味苦辛大寒，无毒，生益州，初采扫得，一煎而成，故曰朴硝；再取朴硝淋汁炼之，有细芒者谓之芒硝，专治伤寒。硝石，味辛苦寒，无毒，即扫地霜淋汁炼成者。

打破瞳神，得空青而依然复旧；胎宫乏孕，紫石英有再弄之璋。

空青，味甘酸寒，无毒，生于有铜处，铜精气熏则生，今信州时有之，其腹中空破之有浆者，绝难得，大者如鸡子，小者如豆子，治眼翳障为最要。又有曾青铜，出处色理亦无异，但其彩累累，连珠相缀，其中不空，与空青功效不相上下。紫石英，味甘辛温，无毒，治女子风寒在子宫，绝孕十年无子，服之。又白石英，治风湿痹，安魂魄，强阴道，黄赤黑色皆不入药。

热渴急求寒水石，壮阳须索石硫黄。

寒水石，一名凝水石，味甘寒，无毒，出汾州及邯郸，即盐之精也，治火烧丹毒，能解巴豆毒，畏地榆。硫黄，味酸性温大热，有毒，出广州，治疥虫蠹疮，坚筋，疗老风秘。

肾脏即衰，煅磁石而强阳道；膀胱不利，炒食盐以熨脐旁。

磁石，味辛咸寒，无毒，有铁处则生，恶牡丹，畏黄石脂，能吸铁，补益劳伤，兼治耳聋。

食盐，味咸温，无毒，解州者胜，治霍乱痰癖，可用吐之。

水银飞炼成轻粉，杀诸疥癣，善治儿疳；石灰风化方为胜，不堪服食，可疗金疮。

轻粉，即水银粉，味辛冷，无毒，畏磁石，忌一切血。风化石灰，五月五日采百草捣汁，调煅过石灰末作团阴干，专治金疮刀斧伤处，不堪入药。

石膏发汗解肌，去风寒热；滑石除烦止渴，快利小肠。

石膏，味甘辛大寒，无毒，与方解石相类，须用细理白泽者为真，治头痛，解肌发汗，黄色者，服之使人淋。滑石，味甘寒，无毒，用白色软嫩者佳，能益精除热，疗女人产难。

杀三虫，破癥结，胡粉一名为粉锡；敛金疮，治眼暗，铜青、铜绿竟无双。

胡粉，一名粉锡，一名定粉，俗名光粉，即今化铅所作妇人容面者，味辛寒，无毒。

铜青、铜绿，以醋沃铜上即生，乃铜之精华也，微有毒，不可入汤药。

吐痰抵痔密陀僧，兼抹黳斑随手没；生肌止痛无名异，折伤可理并金伤。

密陀僧，即煅银炉底也，味酸辛，有毒。无名异，味甘平，无毒，金伤谓刀斧伤也。

硼砂攻喉痹，止嗽消痰直有理；胆矾除热毒，诸痫痰气尽消详。

硼砂，一名蓬砂，味苦辛暖，无毒，出南番者色重褐，其味和，其效速，出西戎者其色白，其味杂，其功缓，不堪入药，作金银焊药用之。胆矾，《图经》作石胆，味酸辛寒，有毒，信州有之，生于铜坑中，采得煎炼而成，消热毒，疗诸风瘫痪，可吐风痰。

伏火灵砂，辟鬼邪，安魂魄，明目镇心通血脉；藏泥白垩，除泄利，破癥痕，涩精止漏又为良。

灵砂，一名二气砂，用水银一两、硫黄六铢，研细，二味先同炒作青砂头，后入水火既济炉中抽之，如束针纹者成就也，恶磁石，畏酸水。白垩，即善土，味苦辛温，无毒，处处有之，采无时。

石燕治淋催难产，黑铅安镇熨蛇创。

石燕，产零陵州，形似蚶，其实石也，性凉，无毒，女人产难，两手各握一枚，胎立出。黑铅，味甘，无毒，有银坑处皆有。粉锡、胡粉、光粉，皆化铅所作。又铅白霜，以铅杂水银炼作片，置醋酿中密封，经久成霜，谓之铅白霜，性极冷。

黄丹乃是熬铅作，生肌止痛；矾石特生非常热，养就丹房。

黄丹，《图经》作铅丹，又名虢丹，用时炒令赤色，研细，味辛微温，无毒，止吐逆，疗癫痫，敷金疮良。矾石，俗呼镇风石，味辛甘大热，有毒，严寒置水中，水令不冰，性坚硬而拒火，烧之一日夜方解散，攻击积聚痼冷之病最良，须真者，必取鹳巢中团卵而助暖气者方真，乃修真炼丹之药品。

血晕昏迷，法炼广生花蕊石；折伤排脓，火煅醋淬自然铜。

花蕊石，出陕州阌乡，性至坚硬，保金疮止血，《局方》以硫黄合和花蕊石，如法炼成，专治产后血晕，去恶血。自然铜，味辛平，无毒，出铜处有之，形方而大小不等，似铜实石也，不从矿炼，自然而生，故曰自然铜也。

硇砂能破癥瘕积聚，若还生用烂心肠；信石可吐膈内风痰，倘中其毒促人亡。

硇砂，味咸苦辛温，有毒，能消五金，入口腐人肠胃，生服之化人心为血。信石，《图经》名砒霜，信州者佳，故名信石，味苦酸，有大毒，主诸疟风痰在胸膈，可作吐药用，不宜多服，能伤人命。若误中硇砂、砒霜二毒，急宜冷水调绿豆汁饮之可解。

梁上尘消软疖，通喉噎，横生立产；井泉石性寒凉，攻火热，除翳神方。

梁上尘，一名乌龙尾，性微寒，无毒，凡使须去烟火远，高堂佛殿上者，拂下筛而用之。井泉石，性大寒，无毒，处处有之，以饶阳郡者为胜，得菊花、栀子最良。

除痼冷，止头痛，无遗太阴玄精石；安心志，制癫狂，谁知铁粉和铁浆。

玄精石，出解州解县，今解地积盐仓中方有之，其色青白龟背者良，味咸温，无毒。铁，味甘，无毒，取铁浸之，经久色青沫出可染皂者为铁浆，治癫狂。铁拍作片段，置醋糟中，积久生衣，刮取为铁粉，能安心志。

备金石之品味，治病得以推详。

总括上文诸药，悉可对证而施治也。

二、草部（上）

观夫天生蒸民，地生百草。人生不无札瘥之常，以致病于寿夭；草有治病之功，用别花苗实脑。

蒸，众也。实即子，脑即根，各有所宜也。

菖蒲开心明耳目，去湿痹风寒；菊花消湿散痹风，主头眩痛扰。

菖蒲，一名昌阳，须用生石碛上一寸九节者良，味辛温，无毒。菊花，味苦甘平，无毒，主胸中烦热，明目聪耳。

治渴补虚安五脏，快觅人参；温中解毒性平和，无如国老。

人参，一曰人薓，味甘微寒，无毒，反藜芦。甘草，味甘平，无毒，主解百毒，为众药之王，故号国老，反大戟、芫花、甘遂、海藻。

白术益脾止泻呕，若动气不宜；苍术平胃压山岚，用米泔浸炒。

白术，味甘辛，无毒，主风寒湿痹，益脾胃，补虚劳，消肿，伤寒有动气者不宜服。苍术，用米泔浸一宿，换泔浸，炒干去皮，味苦甘辛，无毒，治伤寒痹痛，除温疟，可发散。

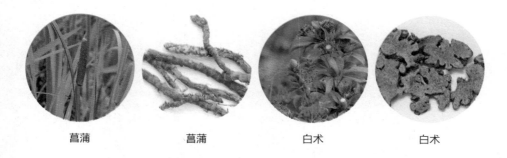

菖蒲　　　　菖蒲　　　　白术　　　　白术

生地黄能行血，兼止吐衄折伤；熟地黄能补血，更治虚劳焦躁。

生地黄，大寒，亦治产后血攻心及女人经水闭绝。熟地黄，净洗酒

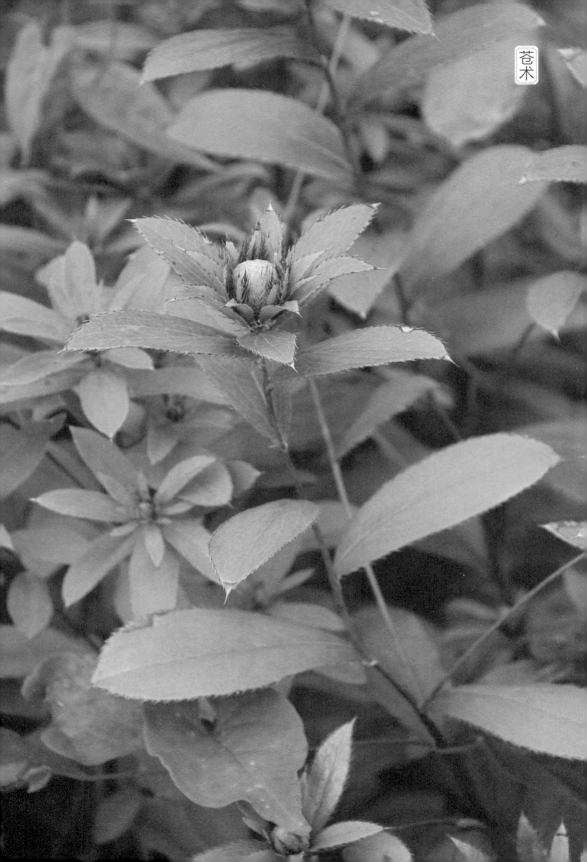
苍术

浸，蒸两三次，焙干，味甘温，无毒；熟干则温补，生干则平宣；熟者止崩漏，安魂魄，治惊悸，补内伤。

天门冬镇心止吐血衄血，性寒而能补大虚；麦门冬解渴开结益心肠，劳热可除烦可保。

天门冬，味苦甘平大寒，无毒，悦人颜色。麦门冬，味甘平微寒，无毒。二味并去心，焙干用。

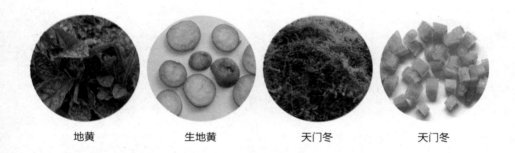

| 地黄 | 生地黄 | 天门冬 | 天门冬 |

地肤子、车前子除热去风明眼目，能使膀胱水谷分；菟丝子、巴戟天添精补髓主延年，解去腰疼诚有效。

地肤子，即落蒂子，味苦寒，无毒。车前子，味甘咸寒，无毒，能滑胎，止泻痢。菟丝子，味辛平，无毒，水洗，澄去砂土，酒浸一宿，蒸过乘热捣成膏，焙干再入药，方可研末。巴戟天须连珠者，去心，酒浸焙干，味辛甘微温，无毒，除风，强筋益力，治梦与鬼交。

牛膝补虚挛膝痛，月经若闭亦能通；柴胡去热治劳伤，主疗伤寒功力到。

牛膝，为君，味苦酸平，无毒。柴胡，味苦平，性微寒，无毒，治湿痹拘挛，可用煎汤浴之，下气消痰止嗽，伤寒为要药。

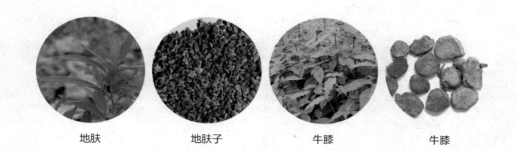

| 地肤 | 地肤子 | 牛膝 | 牛膝 |

草决明泄肝热，明目祛风兼鼻渊；草龙胆益肝虚，惊惕无忧疳虫扫。

草决明，味咸苦甘平微寒，无毒。草龙胆，味苦寒，无毒，益肝明目，最治疳。

菴䕡子性苦寒，风寒湿痹水皆宽；茵陈蒿性苦冷，时气发黄淋可导。

菴䕡，处处有之，味苦微寒，无毒，久服轻身明目。茵陈蒿，味苦平微寒，无毒，治淋难、小便闭涩不通。

远志一名小草，堪收梦里遗精；黄精俗字山姜，久服延年不老。

远志用去骨，以甘草汤浸煮炒干，味苦温，无毒，苗名小草，一似麻黄，但无节，令人生智慧，定心惊。黄精俗呼为山姜，味甘平，无毒，然与钩吻相似，但一善一恶，要仔细辨认，切勿误用钩吻，则伤人至死。

北五味补虚下气，止嗽强筋；南木香止痢健脾，气疼是宝。

五味子，味酸甘咸苦辛，故名五味，性温，无毒，止渴，消酒毒。木香，形如枯骨者佳，不见火，味辛温，无毒，去膀胱冷气，除癥瘕，止泻痢。

金疮止血，王不留行，是名剪金花；风疹赤丹，本草景天，即是慎火草。

王不留行，味苦平，无毒，可催生产，利月经。景天，味苦酸平，无毒，主劳烦大热疮，女人漏下，用花良。

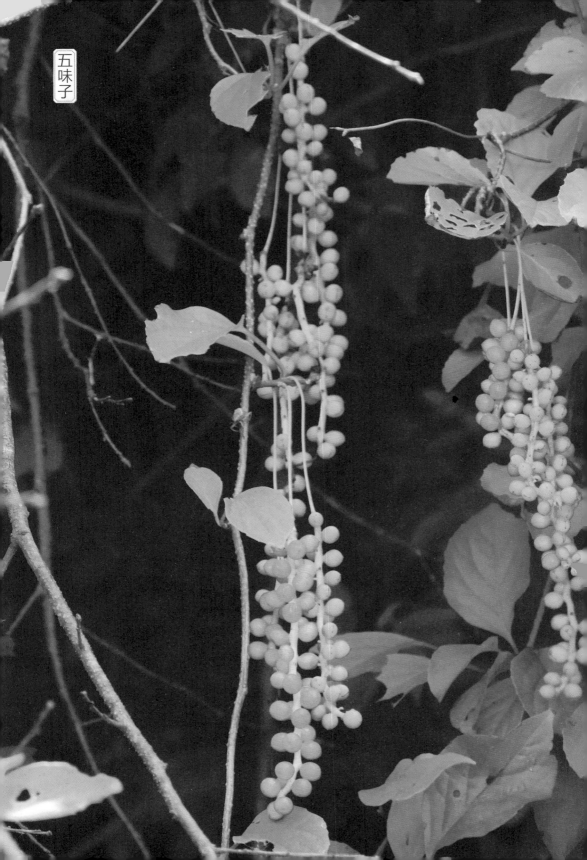

五味子

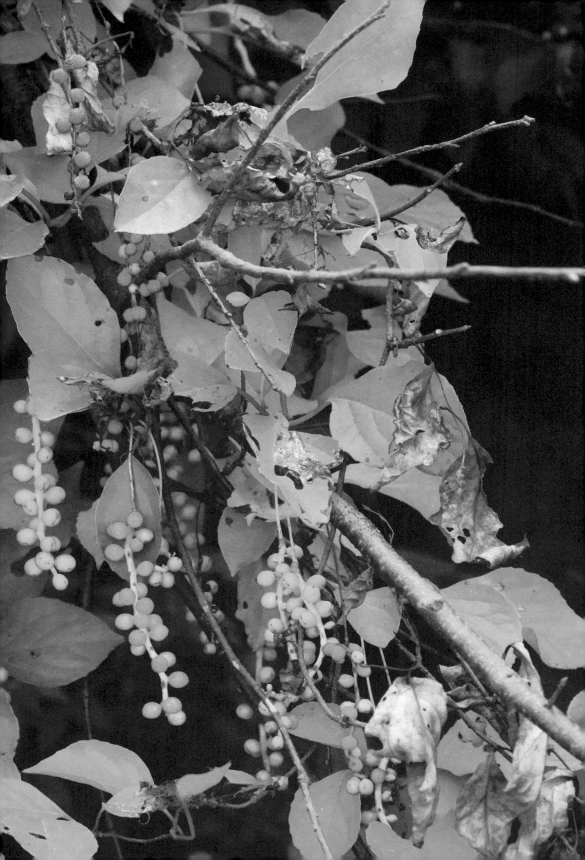

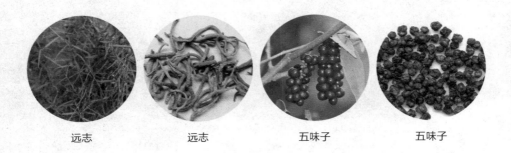

远志　　　　　　远志　　　　　　五味子　　　　　　五味子

络石治痈疮，消热毒，苗似龙鳞；川芎医头痛，主筋挛，形如雀脑。

络石，为君，即石鳞，又名龙鳞薜荔，味苦温微寒，无毒，畏贝母、菖蒲。川芎，一名川劳，明目，疮家止痛，味辛温，无毒，蘼芜即其苗也，白芷为之使。

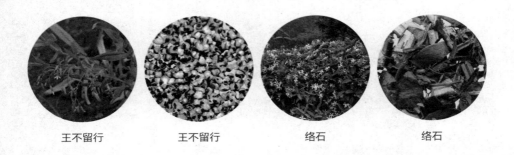

王不留行　　　　王不留行　　　　络石　　　　　　络石

金钗石斛，解使元阳壮，腰疼膝痛并皆驱；鬼脸升麻，能教百毒消，疹痘斑疮宁可较。

石斛草，味甘平，无毒，入肾壮阳，平胃气。升麻，味苦平微寒，无毒，能解一切毒，除热祛风，为伤寒时气之要药也。

烟尘续断，安胎产，疗金疮，速不可迟；染绛茜根，理风寒，止吐血，须宜乎早。

续断，味苦辛微寒，无毒，最能接骨，因名续断。茜根，一作蒨，即今染绛茜草根也，味苦微寒，解中蛊毒。

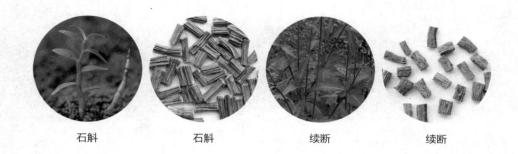

石斛　　　　　　石斛　　　　　　续断　　　　　　续断

　　虺床、蛇床同一种，治风湿痒及阴疮；羌活、独活本来同，头痛筋挛风气挠。

　　虺床，即蛇床，味苦辛甘平，无毒。羌活、独活本同类，但紫色而节密者为羌活，黄色而作块者为独活，味苦甘平微温，无毒。

　　细辛、薯蓣，能温中下气，仍主脑腰疼；薏苡、葳蕤，治痹弱筋挛，并医风湿证。

　　细辛，味辛温，无毒，主拘挛风痹，明目疗瘘，治妇人血闭。薯蓣，俗名山药，味甘温平，无毒，补心气不足，镇心神。薏苡仁，味甘寒，无毒，主肺气、肺痈。葳蕤，叶似黄精，味甘平，无毒，切勿误用钩吻，误用则伤人。

　　止泻补虚收盗汗，黄芪奏莫大之功；消痈散肿有高能，忍冬是至贱之草。

　　黄芪，味甘微温，无毒，主虚劳，强筋，治耳聋，止痛排脓。忍冬草，即鹭鸶藤，又名金银花，其蔓左缠，亦名左缠藤，味甘温，无毒，今处处有之。

　　泽泻会除诸般泻，弭渴疏淋；防风主治一切风，仍蠲痛脑。

　　泽泻，味甘咸寒，无毒，止泄精，逐膀胱水，多服令人眼病。防风，味甘辛温，无毒，能解附子毒，明目止汗疗崩。

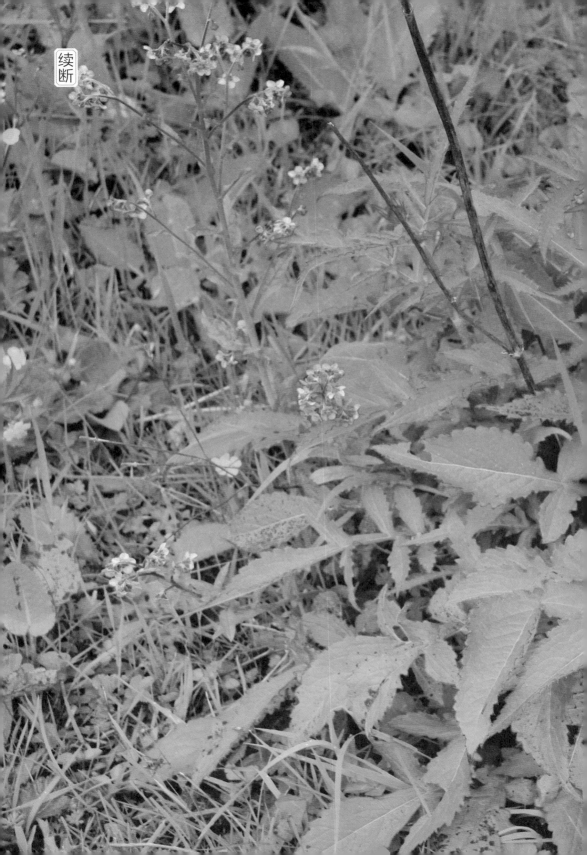

续断

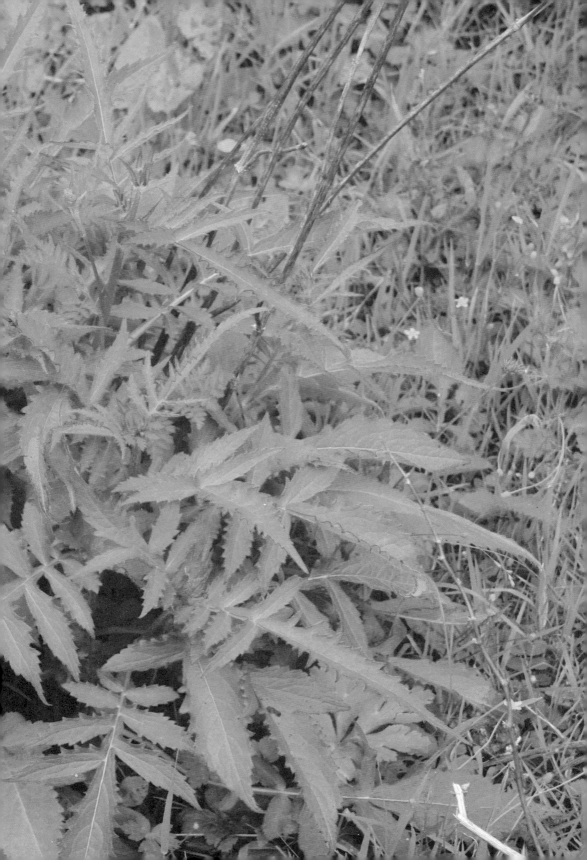

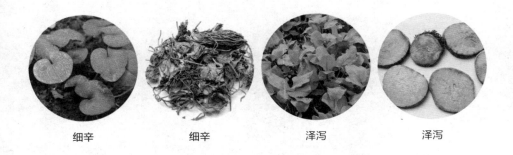

| 细辛 | 细辛 | 泽泻 | 泽泻 |

蒺藜阴痛煎汤，头痛煎酒；蒲黄行血用生，止血用炒。

蒺藜，味苦辛温微寒，无毒，破血催生，若风疮阴疮，煎汤作浴，头痛煎酒服。蒲黄，味甘平，无毒，生则味滑，炒熟则味涩。

苁蓉扶女子阴绝，兴男子阳绝，补精养肾，生自马精；黄连理大人诸热，却小儿疳热，止痢厚肠，贵称鹰爪。

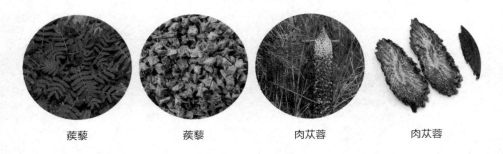

| 蒺藜 | 蒺藜 | 肉苁蓉 | 肉苁蓉 |

肉苁蓉，味甘酸咸微寒，无毒，言是马精落地所生，生时似肉，作羹补虚最佳。黄连，味苦寒，无毒，点眼可除热，更治消中、口疮良。

漏芦行乳汁，消瘰疬肠风；丹参补胎气，利月经为吉。

漏芦，味苦咸寒，无毒，医疮疡，疗眼，理损伤，续筋骨。丹参（一名赤参），味苦微寒，无毒，除积聚，破癥瘕，益气去烦满。

更分佐使君臣，是曰神圣工巧。

望而知之谓神，闻而知之谓圣，问而知之谓工，切而知之谓巧。望闻问切，是谓医家之四知。

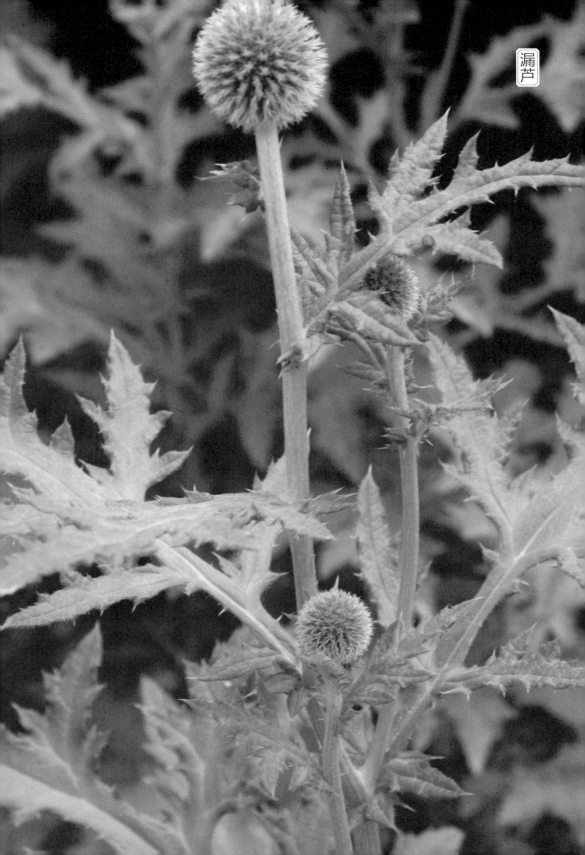

漏芦

三、草部（中）

抑又闻芍药苦平，赤者破血通经，而白者可安胎止痛；辛姜大热，生则呕家圣药，而干者除霍乱肚疼。

芍药，为臣，味苦酸平微寒，有小毒，恶石斛、芒硝，畏硝石，反藜芦。芍有赤、白二种，白者补虚止汗，赤者除热明目。姜，为使，有生用，有干用，干者味辛温，大热无毒，温中止血，逐痹风湿；生者味辛，微温无毒，处处有之；用熟即去皮，用生即留皮；发散伤寒下气，为呕家圣药。

葛根止渴解酲，发散伤寒消热毒；瞿麦开通关格，宣癃堕子更催生。

葛根，味甘寒，无毒。瞿麦，只用实壳，不用茎叶，味苦寒，无毒。

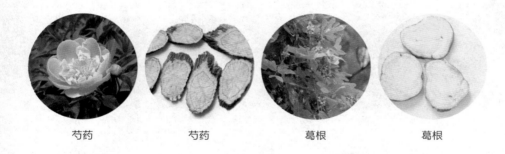

芍药　　　　芍药　　　　葛根　　　　葛根

瓜蒌曰天瓜，实治乳痈，根可止渴；苍耳即葈耳，子能明目，叶解风缠。

瓜蒌根，名天花粉，味苦寒，无毒，实即瓜蒌。苍耳，味甘温，有小毒，今处处有之，主挛痹湿风寒。

玄参攻喉痛，苦参攻肠风，并可消痹破癥结；贝母人面疮，知母润心肺，皆能止嗽理伤寒。

玄参，即山麻，味苦咸微寒，无毒，今处处有之，除风热，明眼目。苦参，味苦寒，无毒，杀疳虫，治疮毒。贝母，味辛苦平微寒，无毒，专治腿膝人面疮，及诸痈毒。知母，味苦寒，无毒，除热止渴。

白薇本消淋露，更治风狂，并除温疟；白芷能除血崩，专攻头痛，亦用排脓。

白薇，味苦咸平大寒，无毒，如葱管者佳。白芷，味辛温，无毒，专治蛇咬，研末掺咬处，或捣汁浸伤处，并效。

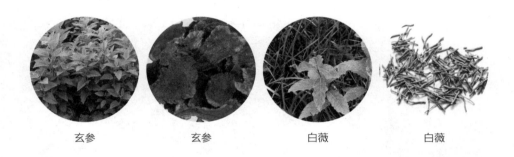

玄参　　　　　玄参　　　　　白薇　　　　　白薇

当归主血补虚劳，止血用头，破血用尾；麻黄发散攻头痛，发汗用茎，止汗用根。

当归，酒浸焙，味苦辛温，无毒。麻黄，味苦温，无毒。

大蓟功同小蓟，治痈肿血崩吐衄；小青不如大青，疗伤寒热毒时行。

大蓟、小蓟，味甘温，今处处有之。大青、小青，味苦大寒，无毒，处处有之，古方只用大青。

京三棱、蓬莪术，破血消癥，宁心脾腹痛；白豆蔻、荜澄茄，温脾健胃，能消食宽膨。

三棱，味苦平，无毒。莪术，又曰莪荗，味苦平温，无毒。白豆蔻，味辛大温。荜澄茄，味辛温，无毒。

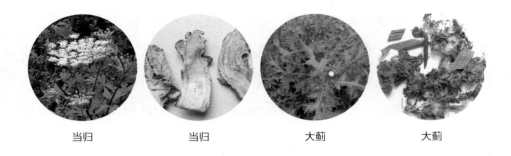

当归　　　　　当归　　　　　大蓟　　　　　大蓟

郁金胜似姜黄，行经下气；川芎贵乎藁本，头痛皆痊。

郁金，须用蜀中如蝉肚者佳，味苦辛寒，无毒。姜黄，说见下文。川芎，解见草部上芎䓖下。藁本，俗曰土芎，味辛微寒，无毒，主风入四肢，畏青葙子。

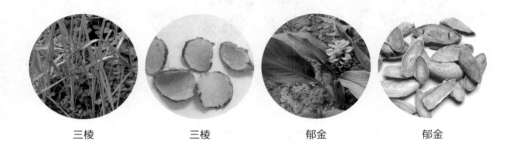

三棱　　　　　三棱　　　　　郁金　　　　　郁金

前胡、柴胡，功无优劣，通医热病，主疗伤寒。

前胡，味苦微寒无毒，下气消痰，推陈致新，安胎止嗽。柴胡，见草部（上）。

姜黄烈似郁金功，下气消痈，通经破血；荜茇味如良姜辣，转筋霍乱，心痛连巅。

姜黄，处处有之，味辛苦大寒，无毒。郁金解见前。荜茇，味辛大寒，无毒，温中下气。高良姜，味辛温大热，无毒。

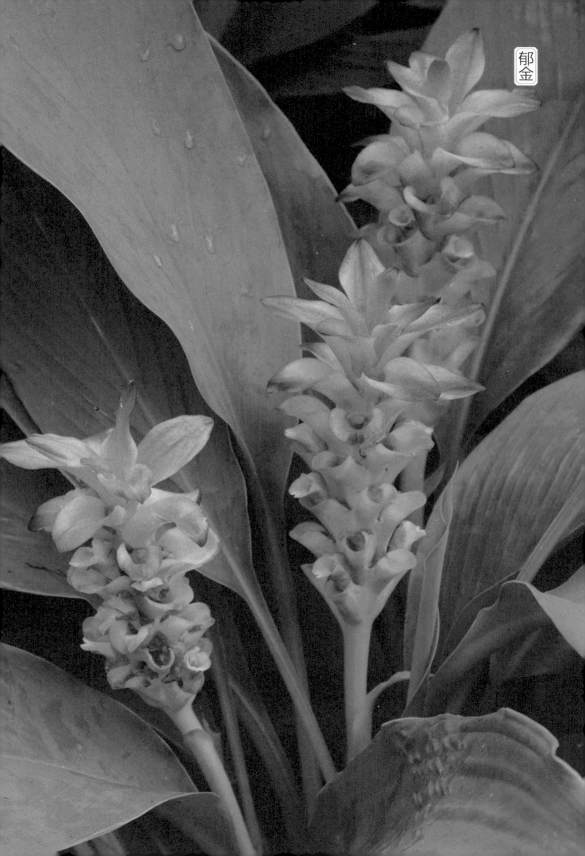

郁
金

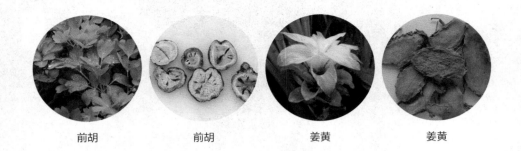

前胡　　　　　　前胡　　　　　　姜黄　　　　　　姜黄

剪草入疥疮之气，王瓜导乳汁之泉。

剪草，味苦平，无毒，婺州产者最良，根名白药，治金疮，古方以剪草末蜜和，九蒸九晒成膏，可医一切失血。王瓜，一名落鸦瓜，一名土瓜，结子如弹丸，生青熟赤，可啖，闽俗称之为毛桃，其根止渴，散痈除疸，消癥下血。

通草原来即木通，治淋退肿；蠡实一名马蔺子，去湿医崩。

通草，味辛甘平，无毒，除寒热，出音声，治耳聋。马蔺子，味甘平，无毒，去风寒湿痹，除喉痹。

百合宁心，可除咳痰有血；秦艽治疸，时行劳热犹能。

百合，味甘平，无毒，除热咳，攻发背疮痈，消胀，利大小便。秦艽，味苦平微温，无毒，消浮肿，利小便。

黄芩解热通淋，女子崩因热者；紫菀化痰定喘，咳嗽吐有红涎。

黄芩，味苦平大寒，无毒，治黄疸，止痢，女子血崩，本性热者用良，虚寒者不可用。紫菀，味苦辛温，无毒，补虚止渴，安五脏，通结气滞胸中。红涎，痰中有血脓也。

泽兰行损伤之血，紫草制痘疹之偏。

泽兰，味苦甘微温，无毒，消四肢浮肿，攻痈肿排脓。紫草，味苦寒，无毒，通九窍，退肿通淋。

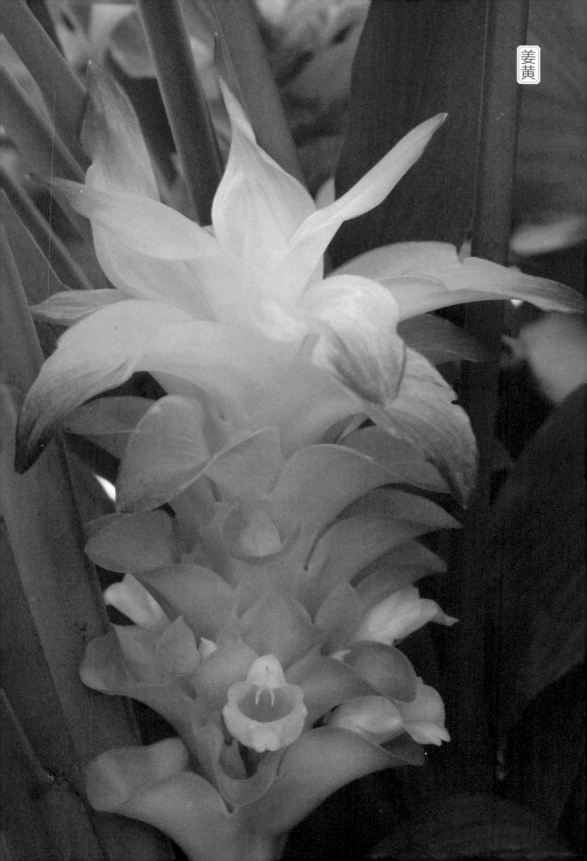

姜黄

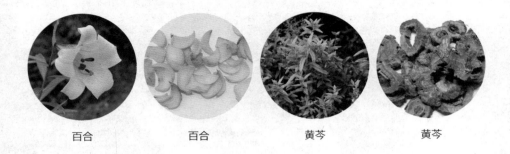

| 百合 | 百合 | 黄芩 | 黄芩 |

石韦透膀胱小便，防己治风热拘挛。

石韦，味苦甘平，无毒，去热除邪，临用刷去毛，不然令人咳嗽不已。防己，味辛苦平温，无毒，治水肿风肿，去湿止嗽。

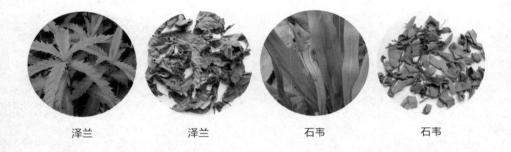

| 泽兰 | 泽兰 | 石韦 | 石韦 |

肉豆蔻补脾止痢，犹调冷泻；款冬花洗肝明目，劳嗽宜遵。

肉豆蔻，用面裹煨熟，味辛温，无毒，解酒消食调中，兼治霍乱。款冬花，味辛甘温，无毒，定喘消痰。

淫羊藿即仙灵脾，补肾虚，兴阳绝不起；补骨脂名破故纸，扶肾冷，绝梦泄精残。

淫羊藿，味辛寒，无毒，主治冷风劳气。补骨脂，味辛大温，无毒，主血气劳伤。

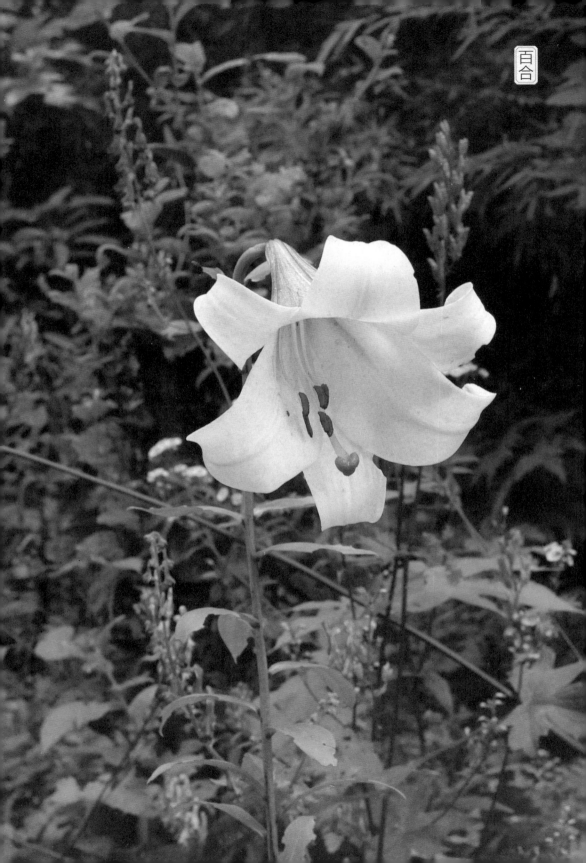

百合

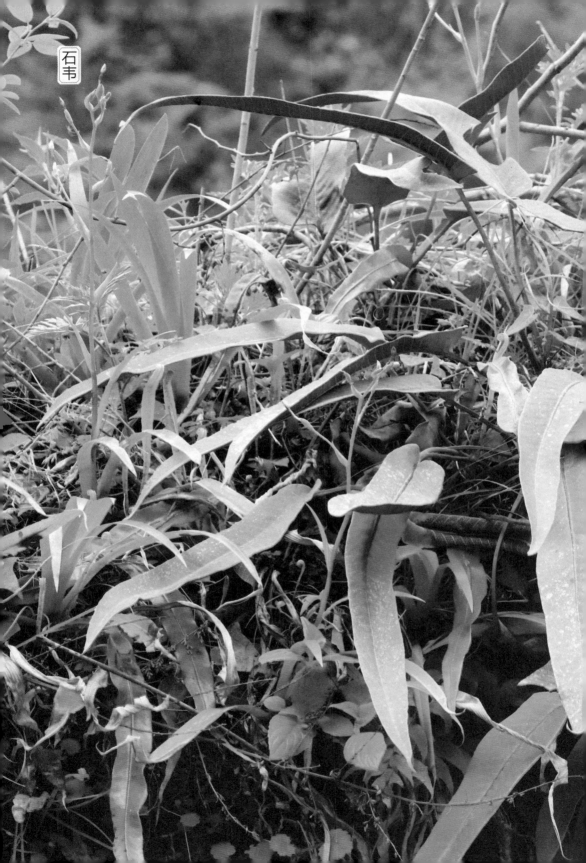
石韦

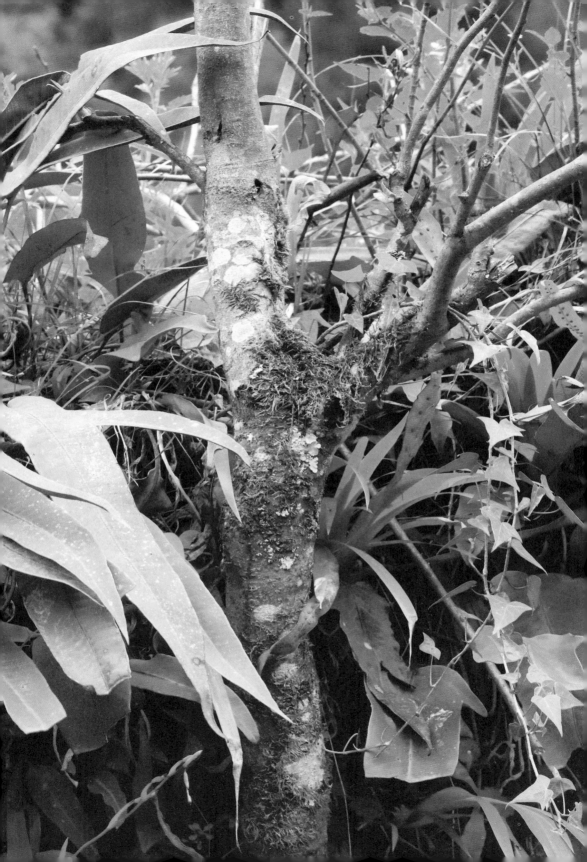

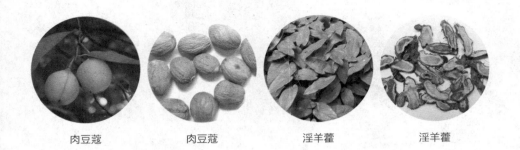

肉豆蔻　　　　　肉豆蔻　　　　　淫羊藿　　　　　淫羊藿

禁惊热、杀疳虫，芦荟俗呼为象胆；解风缠、宣痘毒，牛蒡原来号鼠粘。

芦荟，味苦寒，无毒，以其味苦，故名象胆，主癫痫痔疮。牛蒡，一名恶实，又名鼠粘，明目消疮毒，手足拘挛，味辛平，处处有之。

海藻、海带一般，疝气瘿瘤同有效；水萍虽分三种，热风瘾疹并权衡。

海藻洗去咸水焙干用，味苦咸寒，无毒。水萍有三种，止渴治火疮，通小便消水气，味辛咸寒，无毒。

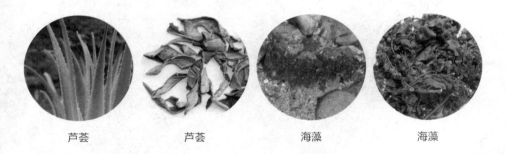

芦荟　　　　　　芦荟　　　　　　海藻　　　　　　海藻

艾叶可生可熟，漏血安胎，呕吐衄红还可止；阿魏有真有假，杀虫破积，传尸亦可保天年。

艾叶，处处有之，味苦温无毒，生者治下痢，止呕血，取汁用之；熟者治漏血，可为丸灸百病。阿魏，味辛平，无毒，难得真者，气极臭而能

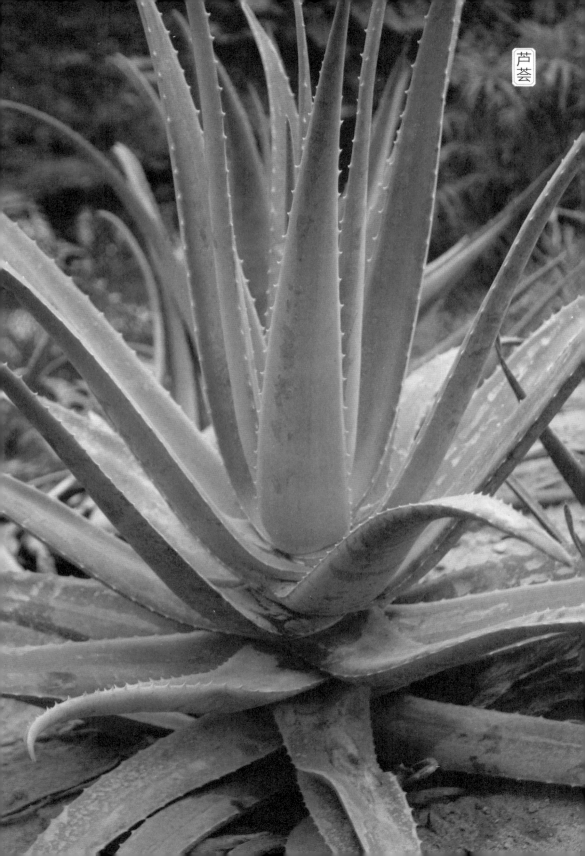

芦荟

止臭气。

败酱妇人产后用，酸浆催产易于生。

败酱，味苦咸平，无毒，因作败腐豆酱气，故名败酱，陈良甫作妇人科方，说是苦荠菜；仲景方治腹痛。酸浆，味酸平寒，无毒，处处有之，即酸浆草也，主热除烦，通淋止崩，产难胎衣不下者，若吞其实即出。

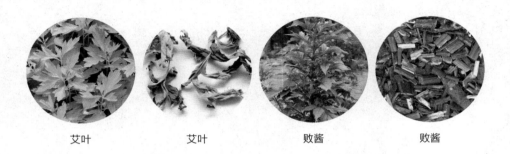

艾叶　　　　　　艾叶　　　　　　败酱　　　　　　败酱

茴香治霍乱转筋，更通肾气；昆布消瘿瘤结硬，水肿为先。

茴香一名蒜香子，味辛平，无毒，开胃调中，得酒良。昆布，味咸酸性冷，无毒，与海藻同科，治瘿瘤。

百部除肺热久年劳嗽，天麻逐诸风湿痹拘挛。

百部，味苦微寒，无毒，治疥癣去风。天麻，味辛平，无毒，益气强筋，苗名赤箭。

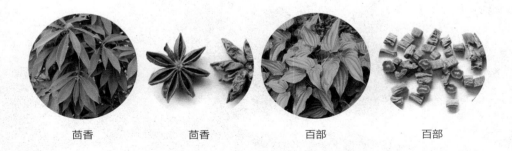

茴香　　　　　　茴香　　　　　　百部　　　　　　百部

牡丹可行经下血，地榆止血痢宜然。

牡丹，味辛苦寒，无毒，止痛除邪气，疗惊痫中风，续筋骨，破痈脓。地榆，味苦甘酸微寒，无毒，恶麦门冬，止痛排脓治金疮，女人带下良。

香附、缩砂，消食化气，暖胃温脾，皆妇人要药；狗脊、萆薢，扶老补虚，腰疼脚弱，与湿痹牵缠。

香附子，即莎草根，味甘微寒，无毒，处处有之。缩砂，去皮取仁用，味辛温，无毒，止泻痢炒过，除妊娠妇腹痛。狗脊，味苦甘平微温，无毒。萆薢，川中者为道地，味苦甘平，无毒。

红花本能行血，白鲜疮疥利便。

红花，本草作红蓝花，味辛温，无毒，主产后血晕昏迷，可作胭脂，治小儿聤耳。白鲜皮，味苦咸寒，无毒，除疸通淋，主风瘫手足不仁，调经水，疗阴痛。

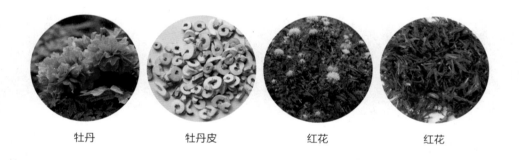

牡丹　　　　牡丹皮　　　　红花　　　　红花

风寒湿痹，肾冷与遗精，当知石龙芮；劳热骨蒸，兼儿疳惊痫，须用胡黄连。

石龙芮，味苦平，无毒，畏蛇蜕、茱萸，平胃气，主关节不通。胡黄连，味苦平，无毒，折断起烟尘者是。

白茅花能止吐衄血，玄胡索可治腹心疼。

白茅根，味甘寒，无毒，处处有之，通血除烦渴，治淋利小便；花，止吐衄血；茅针，捣敷金疮良。玄胡索，味辛温，无毒，治女人月水不下，行肾气。

甘松青浴体令香，专辟恶气；使君子乃医虫药，疳泻如仙。

甘松，味甘温，无毒，善除恶气，浴体香肌，治心腹痛。使君子，用热灰中和壳煨，去皮壳取肉用，味甘温，无毒，消疳积，治泻痢，除诸虫，因郭使君用此，因名使君子。

斯乃称为中品，是诚药性钩玄。

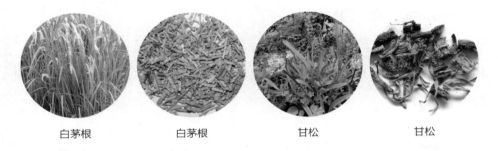

白茅根　　　　　白茅根　　　　　甘松　　　　　甘松

　　因知性甘大热，附子、乌、雄，可回阳而逐冷，祛风湿而建中。

　　附子，团圆平正重一两以上者佳，主心腹冷痛，攻咳逆，破癥结，堕胎止痢，除风寒湿痹，强阴道。乌头，与附子同种，以原种之母为乌头，破积除寒湿，及中风邪恶风，堕胎，攻腹痛，消积饮。天雄，似附子，但广身长三四寸许，有须，性烈一如乌附，逐痹除风助阳。附子、乌、雄，味并辛甘大热，有毒。

　　半夏止吐去痰，有毒必须姜制；大黄通肠涤热，快峻因号将军。

　　半夏，味辛平，生微寒，熟温，并有毒，五月夏至生，故名半夏，健脾止呕去痰涎，熟令人下，生令人吐，合生姜和煎，方制其毒。大黄，味苦寒，无毒，黄芩为之使，无所畏，宣气消痈，除结热，通瘀血，荡燥屎，推陈致新，性至快。

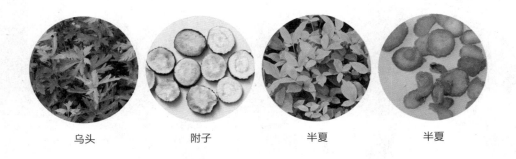

| 乌头 | 附子 | 半夏 | 半夏 |

　　木贼、青葙开眼翳，羊蹄、鹤虱杀三虫。

　　木贼，味甘微苦，无毒，攻积块肠风下痢，止女人赤白带。青葙子，味苦微寒，无毒，即白鸡冠花子，主皮肤热，泄肝热祛风，除瘙痒杀虫。

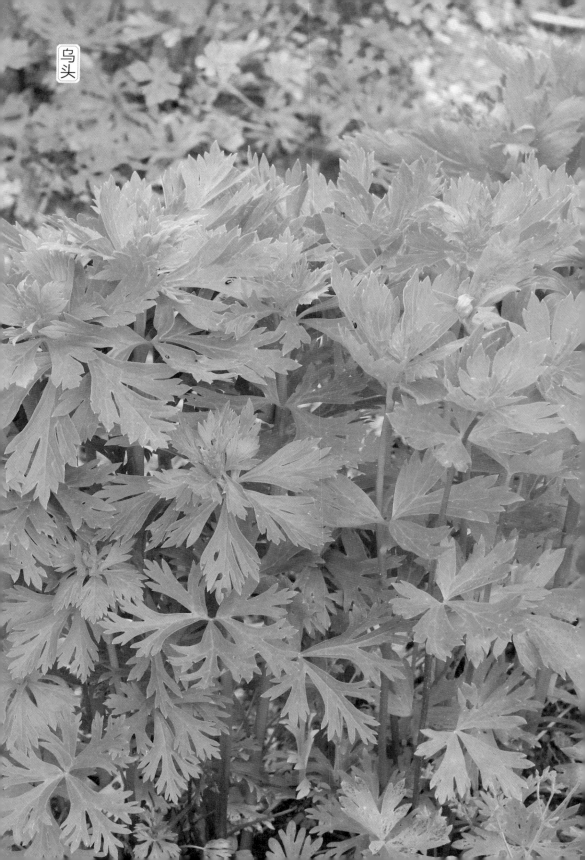

乌头

羊蹄，俗呼为秃菜根，味苦寒，无毒，攻疥癣，治女人阴蚀疮痔，杀诸虫。鹤虱，味苦寒，有毒，即火枕草，主蛔虫咬心痛。

与甘草相刑，甘遂能消肿破癥，大戟利水道，兼除虫毒；与乌头相反，白蔹治肠风痈肿，白及破痈疽，并合跟皲。

甘遂、大戟，味并苦甘寒，有毒，治病之功，不相上下，故并反甘草。白蔹、白及，味并苦辛甘平，无毒，同反乌头，疗疾大同小异。

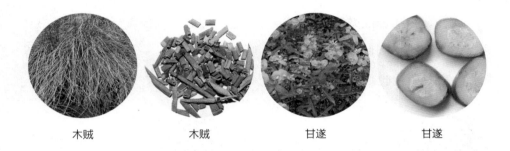

| 木贼 | 木贼 | 甘遂 | 甘遂 |

风攻皮肤羊踯躅，热主咳喘马兜铃。

羊踯躅，味辛，有毒，羊误食其苗叶，则踯躅而死，故得名，消虫毒，攻诸痹贼风。马兜铃，味苦寒，无毒，治肺热咳嗽喘促，兼瘘疮血痔；根名土木香，又曰青木香；结子如铃状，故名兜铃。

刘寄奴破血行经，金疮最妙；续随子消癥荡滞，虫毒尤攻。

刘寄奴，味苦温，治汤火伤及金疮最妙，因刘裕小名寄奴，取此草以疗金疮得效，故名。

续随子，即联步，味辛温，有毒，最治蛇伤。

祛风逐痰白附子，刮磨肠垢白头翁。

白附子，味甘平温，无毒，能行药势，主心疼腹痛。白头翁，处处有之，谓之老翁须，因其根有白茸，故名，仲景以此治温疟，又治金疮衄血。

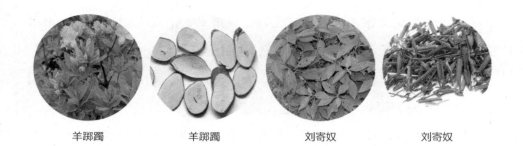

羊踯躅　　　　羊踯躅　　　　刘寄奴　　　　刘寄奴

何首乌久服延年，可消疮肿；骨碎补折伤克效，及耳鸣聋。

何首乌，味苦涩微温，无毒，昔有老人姓何，见藤夜交，遂采其根食之，白发变黑，因此名之。骨碎补，味苦温，无毒，一名猢狲姜，根生缘树上，能补骨碎折伤，因名之。

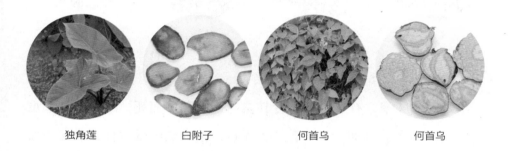

独角莲　　　　白附子　　　　何首乌　　　　何首乌

泻肺消痰，下气去浮葶苈子；通经散肿，开喉明目射干功。

葶苈，味辛苦寒，无毒，生道旁处处有之，有甜、苦二种。射干，味苦平微温，无毒，一名乌扇，俗曰仙人掌。

常山吐涎截疟，莨菪止搐拦风。

常山，味苦辛，有毒，形如鸡骨者佳，苗名蜀漆。莨菪子，处处有之，味苦辛，有毒，一名天仙子，虽云有毒，得甘草、升麻即解。

连翘除心热，破瘿瘤，堪行月水；桔梗泻肺痈，清喉痛，止嗽宽胸。

连翘，味苦平，无毒，分大、小二种，利小便，专治痈疽发背。桔梗，味辛苦微寒，有小毒，又有一种名苦桔梗，药性相同。

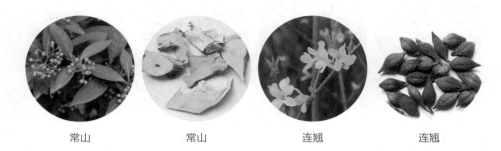

常山　　　　　常山　　　　　连翘　　　　　连翘

海金沙用日中收，攻伤寒热病；谷精草从田中采，破翳膜遮睛。

海金沙，俗名竹园荽，处处有之，收金法，以纸摊之，日中晒热，以枝击之，其枝叶自然有沙落纸上，旋收之，专利小便，得蓬砂、栀子、马牙硝最良。谷精草，一名鼓槌草，又曰戴星草，生田中，味辛温无毒，治咽喉痹，止齿痛。

草河车即蚤休，痈疮至圣；商陆根名樟柳，退肿之宗。

草河车，名金线重楼，味苦微寒，无毒，主治癫痫惊热。商陆，味辛酸平，有毒，分赤、白二种，白者消水肿，根如人形者有神，赤者不入药。

藜芦为疥疗之药，贯众杀寸白诸虫。

藜芦，味辛苦寒，有毒，俗名山稷，反细辛、芍药，可吐风痰，不入汤药，专主疥疮疡虫。贯众，味苦微寒，有毒，治金疮，破癥结，止鼻红。

草蒿一本作青蒿，灭骨蒸劳热；旋覆花草名金沸，钝痰嗽之锋。

草蒿，味苦寒，无毒，处处有之，根、苗、子、叶皆入药，但各自使用，用子勿用叶，用根勿用苗，四者若齐用，则有损无益，得童便浸尤良，亦可煎汤洗疮，除疥虱。旋覆花，味咸甘温微冷，有小毒，通膀胱

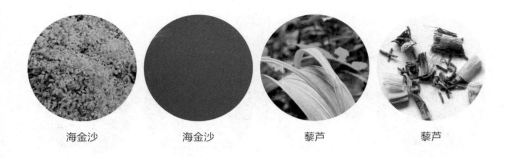

海金沙　　　　　　海金沙　　　　　　藜芦　　　　　　藜芦

水，去风湿，利痰止呕。

蓖麻子善主催生，捣膏敷脚板；威灵仙能消骨鲠，熬汁灌喉咙。

蓖麻子，味甘辛，有小毒，疮痒研麻油搽敷，水疮研服良。威灵仙，味苦温，无毒，主宣气，去冷消痰，疗折伤，治诸风。

马鞭草能通月水不行，破癥瘕之癖；胡芦巴好补元阳肾冷，蠲疝气之癥。

马鞭草，味甘苦寒，有小毒，其草穗类鞭梢，因名之，俗谓之铁扫帚，治温疟阴疮。胡芦巴，得茴香、桃仁同用，逐膀胱疝气；得硫黄、附子同用，专补肾经。

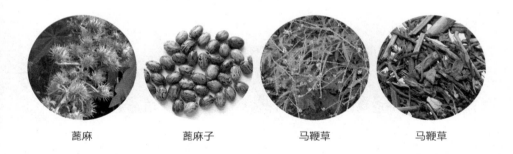

蓖麻　　　　　　蓖麻子　　　　　　马鞭草　　　　　　马鞭草

萱草治淋，治小便赤涩；灯心去热，烧灰善止夜啼童。

萱草，一名鹿葱，其性凉而无毒，处处有之，清热利尿，凉血止血，消食。

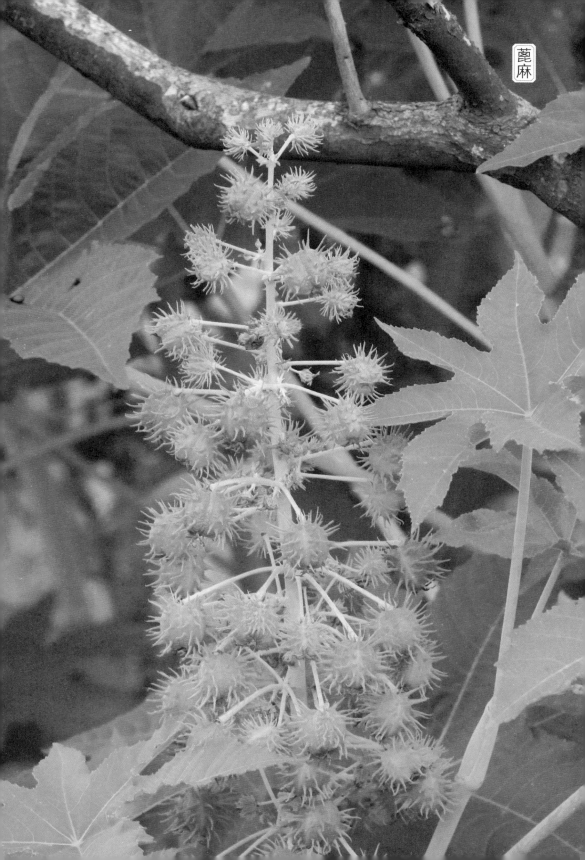
蓖麻

灯心，性凉，破伤处捣敷良。

山豆根疗咽痛头疮五痔，金沸草治丹毒发背诸痈。

山豆根，味甘寒，无毒，消肿毒，止热嗽。金沸草，至冬时则皆有黄星，点点成行，味苦寒，无毒，解硫黄毒。

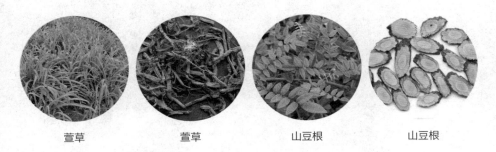

萱草　　　　萱草　　　　山豆根　　　　山豆根

狼毒驱九种心痛，豨莶扫湿痹诸风。

狼毒，味辛平，有大毒，陆而沉水者良。主咳逆，治虫疽瘰疬结痰。豨莶，即火炊草，味苦寒，有小毒，形似鹤虱，昔有知州张咏尝进此方，治诸风。

夏枯草最治头疮，瘰疬瘿瘤同可觅；天南星专能下气，风痰脑痛止怔忡。

夏枯草，至夏即枯，故名，味苦辛寒，无毒。天南星处处有之，味苦辛，有毒，散血堕胎，消痈肿。

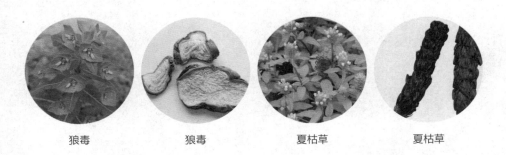

狼毒　　　　狼毒　　　　夏枯草　　　　夏枯草

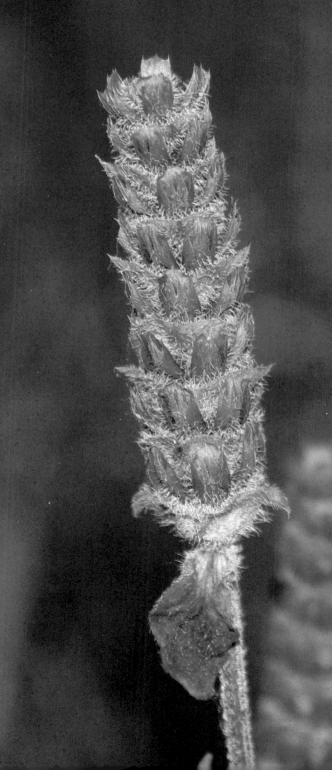

夏枯草

退肿消风，牵牛子第一；诸疮解毒，山慈菇最良。

牵牛子，炒过用，味苦寒，有毒，处处有之，下气通肠，利大小便，堕胎，专治腰疼脚痛。山慈菇，即鬼檠灯，又名金灯花，疮肿痈疽瘰疬消毒良。

仙茅伸风者之脚挛，补虚坚骨；苎根凉小儿之丹毒，安护胎宫。

仙茅，味辛温，无毒，治虚劳，逐冷气，益阳坚骨，生长精神。苎根，补血安胎止渴，兼治小儿丹毒。

茵芋理寒热似疟，屋游断齿䘌之踪。

茵芋，味苦温，有毒，止心腹痛，通关节，主风寒湿痹。屋游，即瓦上青苔，味苦寒，无毒，逐膀胱水，止皮肤寒热。

本草编成斯赋，医家初学童蒙。

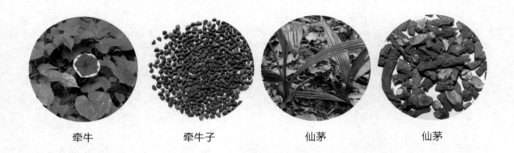

牵牛　　　　　牵牛子　　　　　仙茅　　　　　仙茅

五、木部

岂不以劳伤须桂肉，敛汗用桂枝，俱可行经破癖，炒过免堕胎儿。

桂，味甘辛大热，有小毒，得人参、熟地黄、紫石英良，畏生葱。

五痔伤风称槐角，疮疡杀疥羡松脂。

槐角实，味酸咸寒，无毒，今处处有之，除热气，主火烧疮；皮，灌漱风疳齿。松脂，味苦甘温，无毒，处处有之，道家服饵，轻身延年；松子，味甘温，无毒，可供果品；叶与根白皮，味苦温，无毒，主辟谷不饥；松节，渍酒治历节风。

柏叶止血吐崩，要安脏镇惊，去壳取仁于柏子；枸杞益阳明目，退虚劳寒热，须用其根地骨皮。

柏叶，味苦微温，无毒，四时各依方向采取阴干用；柏白皮，主火烧烂疮。枸杞，味苦寒，根大寒，子微寒，无毒，处处有之，惟陕西、四川出者最佳。

茯苓有赤、白二种，赤者通利小便，白者可补虚定悸；干漆有生、熟两般，生则损人肠胃，熟者通月水愆期。

茯苓，味甘平，无毒，多年松根之气熏灼而生，有赤、白二种，并除寒热，止渴消痰，而赤者专主利小便，分水谷，白者专补虚定悸。干漆，味辛温，有毒，须炒熟用，则无毒，去癥续骨杀虫，除心气止痛。

茯神则健志收惊，开心益智；琥珀则镇心定魄，淋病偏宜。

茯神，即茯苓抱根所生者，用须去心中木，味甘平，无毒，多益心脾，主风虚。琥珀，味苦平，无毒，是松脂入地中多年则化成。

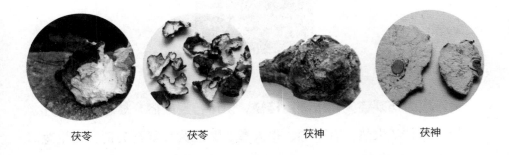

茯苓　　　　　茯苓　　　　　茯神　　　　　茯神

职掌虚烦，敛汗必须酸枣；性行通利，消浮当用榆皮。

酸枣仁，味酸平，无毒，安五脏，除风痹，能坚骨补中，宁心定志。榆皮，味甘平，无毒，性滑，通行大小便，消浮肿，治小儿白秃，下妇人胎衣。

攻赤目，清头风，坚齿轻身蔓荆子；敛金疮，除腰痛，治风桑上寄生枝。

蔓荆子，味苦辛，微寒，无毒，通关窍，去寸白虫，除筋骨中寒热。桑寄生，一名寓木，味苦甘平，无毒，并治崩中补内伤，胎前产后皆宜用。

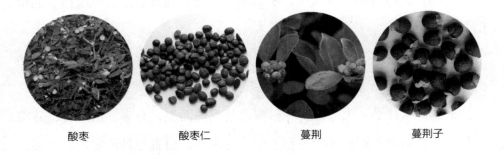

酸枣　　　　　酸枣仁　　　　蔓荆　　　　　蔓荆子

泻痢有功，诃黎勒同名诃子；头眩鼻塞，木笔花乃是辛夷。

诃子，味苦温，无毒，开胃进食消痰，治崩漏及肠风下血，兼主奔豚冷气。辛夷，味苦辛温，无毒，处处有之，南人谓之迎春木，久服轻身耐老，二月开花，色白带紫，花落无子，至夏复开花，初出如笔，故北人呼为木笔花，主头眩鼻塞最良。

乌药主宽膨顺气，没药主跌扑金疮，血气相攻，诸疼共理；秦椒能明目通喉，蜀椒能涩精疗癣，温中下气，风痹同医。

乌药，味辛温，无毒，处处有之，惟天台产者为胜，俗名旁箕，主心腹痛，补中益气，攻翻胃，利小便。没药，味苦平，无毒（按：徐表南州记，生波斯国，是彼处松脂也），破血止痛，为产后最宜，推陈致新，理内伤良。秦椒，味辛，生温熟寒，有毒，攻腹痛，祛风邪，温中除痹，醋煎灌漱牙疼。蜀椒，去闭口者，味辛大热，有毒，出成都，逐冷风，核名椒目，利水道。

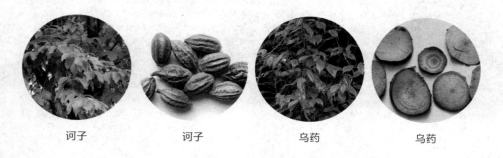

诃子　　　　　诃子　　　　　乌药　　　　　乌药

牙痛乳痛求莽草，肠风崩带索棕榈。

莽草，为臣，性有毒，味辛温，善开喉痹，理诸疮瘰疬。棕榈，性平，无毒，止痢养血治鼻衄，用烧存性入药。

巴豆破结宣肠，理心膨水胀；芫花消浮逐水，系瘤痔当知。

巴豆，味辛温，生温熟寒，有毒，生巴郡，故名巴豆，性急通利，因名江子，用去皮、心、膜及油，然后可，畏大黄、黄连。芫花，味辛苦温，有小毒，治咳逆喉鸣痰唾，腰腹心痛。

木鳖治疥疮腰痛有准，雷丸杀三虫寸白无疑。

木鳖子，其形似鳖，故名，味甘温，无毒，治乳痈肛门肿及折伤。雷丸，味苦咸寒，有小毒，白者良，赤者有毒能杀人。

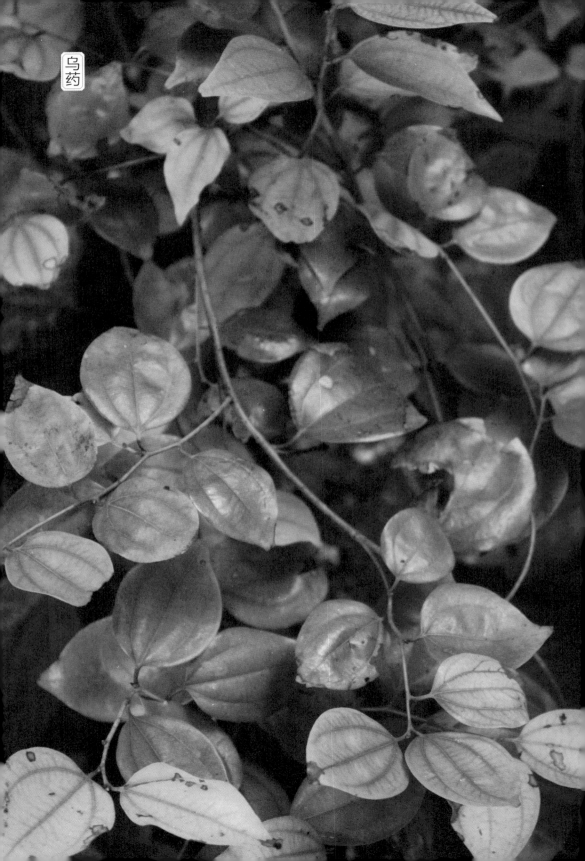
乌药

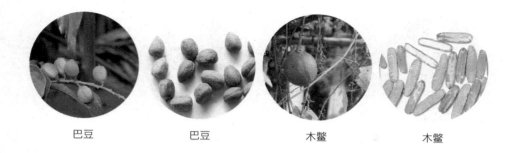

巴豆　　　　　巴豆　　　　　木鳖　　　　　木鳖

养肾除风石楠叶，漱牙洗目海桐皮。

石楠叶，味辛苦平，有毒，利皮毛筋骨病。海桐皮，味苦平，无毒，主痢，除疥虱，治风痹痛。

牡荆子治雷头乳肿，郁李仁荡浮肿四肢。

牡荆子，味苦辛，无毒，即黄荆，今官司用作笞杖，处处有之，主头风目眩。郁李仁，味酸平，无毒，俗名唐棣，通关格，去浮肿，根皮治齿痛风蛀。

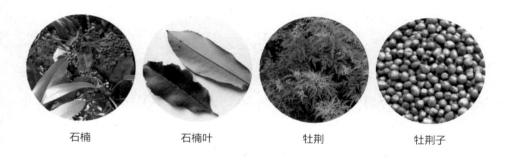

石楠　　　　　石楠叶　　　　　牡荆　　　　　牡荆子

密蒙花总为眼科之要领，苏方木专调产后之血迷。

密蒙花，味甘平微寒，无毒。苏方木，味甘咸平，无毒，专能破血消痈及扑损。

楮实补虚明目，叶洗疹风，树汁涂癣疥；竹皮刮下止呕，叶解烦躁，烧沥御风痰。

楮实，味甘寒，无毒，主治水肿，及阴痿不起。竹皮，多种取皮，止

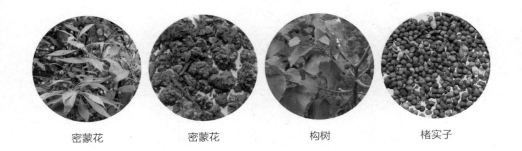

密蒙花　　　　　密蒙花　　　　　构树　　　　　楮实子

呕吐者，南人呼为江南竹，味辛平甘寒，无毒，肉薄，今人取作竹沥者，又谓之淡竹，其叶解烦除咳逆；今方中用淡竹叶，又是一种丛小叶，柔微有毛，其根生子如麦门冬。

樗白皮止痢断疳，叶汁洗疮除疥虱；胡桐泪杀风牙蛀，腹膨胀满吐堪施。

樗白皮，与椿白皮性同良，但樗木臭，椿木香，味苦，有毒，樗木根、叶俱良，南北皆有之，两木最为无异，俗呼作虎目树。胡桐泪，味咸寒，无毒，形似黄矾，得水便消，如硝石也。

结胸散痞宽膨，逐水调风宜枳壳；烦闷通淋解热，赤眸黄疸用山栀。

枳壳，味苦酸，微寒，无毒，能攻痔瘘、消癥癖。山栀，味苦寒，无毒，生于山间者为山栀，人家园圃种莳者为黄栀，形肥壮可染物，惟紧小者为山栀，方可入药。

槟榔攻脚气杀三虫，宣通脏腑；厚朴乃温中除霍乱，膨胀堪调。

槟榔，味辛温，无毒，生海南，向日曰槟榔，形尖如鸡心者良；向阴曰大腹子，平坐如馒头。槟榔下气除风，宜利脏腑，逐水消痰破结。厚朴，去粗皮姜汁炒过，味苦温，无毒，须用中厚有紫油者佳，通经下气，厚肠胃，消谷食，安腹中虫。

猪苓消渴利水，治伤寒中暑；龙脑清头明目，主惊搐小儿。

猪苓，味甘苦平，无毒，生土底皮黑作块似猪粪，故名，治咳疟，消肿利水，止遗精。龙脑，味辛苦微寒（一云温平），无毒，其香透顶，攻耳聋，消风气，通九窍，即梅花片脑，若服饵过多至两许，则身冷如醉，气绝而非中毒，盖性寒故也。

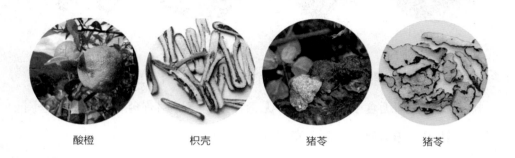

酸橙　　　　　枳壳　　　　　猪苓　　　　　猪苓

明目凉肝解热，毋遗黄柏；磨癥下浮行经，休缺紫葳。

黄檗，俗名黄柏，味苦寒，无毒，除血痢，去黄疸，治痈疮，祛脾胃热，治女人热崩。紫葳花，一名凌霄花，味咸微寒无毒，处处有之，治风热毒及痫证。

杜仲坚筋补损伤，兼主肾虚腰脊痛；卫茅杀鬼决经闭，阴人崩带也能医。

杜仲，味辛甘平，无毒，折断多白丝，用姜汁和炒去丝良，除风冷，强心智。卫茅，即鬼箭羽，味苦，无毒，攻腹痛，破癥结。

痈肿癥瘤凭虎杖；杀虫砥痔问芜荑。

虎杖，俗名斑杖根，味甘平微温，无毒，治伤损，消疮毒。芜荑，味辛平，无毒，逐冷除心痛，兼治皮肤骨节风，杀疥虫治癣，攻肠风。

蕤仁捣膏点眼科，辄除热赤；皂荚为末搐鼻嚏，应释妖迷。

蕤仁，味甘温微寒，无毒，通结气、鼻红。皂荚，味辛咸温，有小毒，亦有数种，或长至一二尺，惟如猪牙者良，消痰除嗽，散肿痛，去头风。

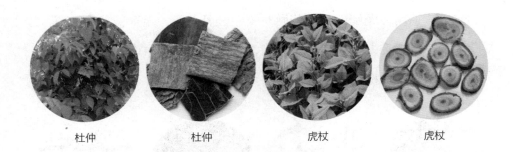

杜仲　　　　　　　杜仲　　　　　　　虎杖　　　　　　　虎杖

没石子主痢生肌，染乌黑髭发；益智子涩精益气，止小便多遗。

没石子，即无食子，味苦温，无毒，出西番，用有窍者良，治阴疮阴汗。益智子，味辛温，无毒，安神定志，故谓之益智。

川楝子号金铃，冷气膀胱能作主；五倍子名文蛤，肠气五痔效端殊。

川楝子，味苦寒，有小毒，处处有之，蜀中者良，根皮最杀蛇虫。五倍子，味酸平，无毒，除齿䘌及疮脓，亦可洗眼去风热。

吴茱萸下气消痰，提转筋霍乱；山茱萸添精益肾，治风痹无疑。

吴茱萸，味辛温大热，有小毒，处处有之，除咳逆，逐邪风，主脚气攻心。山茱萸，一名石枣，味酸平微温，无毒，疗耳聋，调女人月水。

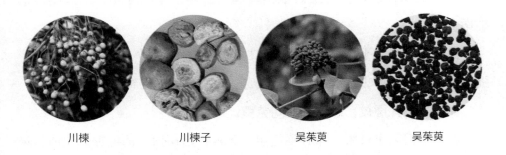

川楝　　　　　　　川楝子　　　　　　吴茱萸　　　　　　吴茱萸

桑白皮泻肺补虚益气，大腹皮通肠开胃健脾。

桑白皮，味甘寒，无毒，即桑树根皮，利水道，消浮肿，杀寸白虫。大腹皮，即槟榔、大腹子之皮，微温，无毒，专下气分冷热，攻心痛。

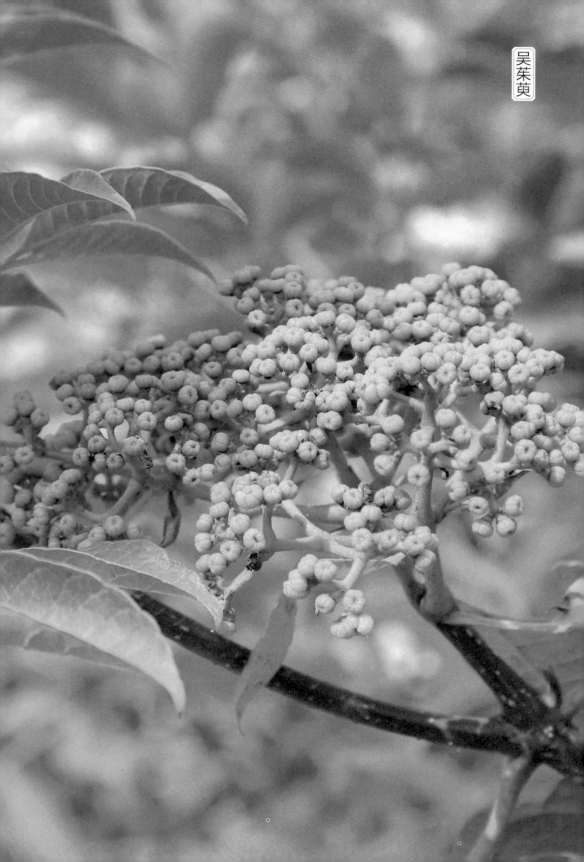

吴茱萸

金樱子、冬青子，养精益肾轻身，调和五脏；苏合香、安息香，辟恶去鬼杀虫，蛊毒消除。

金樱子，味酸涩平温，无毒，采实捣汁熬膏，久服轻身耐老。冬青子，又名女贞实，味苦平，无毒，治病与金樱子同功。苏合香，味甘温，无毒，油能辟恶除温疟，久服令人不生梦。安息香，味辛苦平，无毒，辟邪暖肾止遗泄。

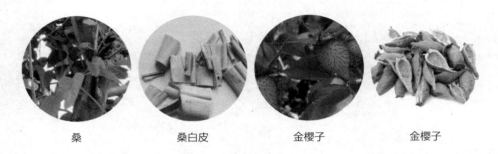

桑　　　　　　桑白皮　　　　　　金樱子　　　　　　金樱子

秦皮洗眼除昏，男子添精，妇人收带下；黄药通喉豁痹，蛇伤取效，医马是神枢。

秦皮，味苦寒，无毒，治风寒湿痹。黄药，味苦平，无毒，治恶肿。

苦菜主头疼，痢生腹痛，同姜煎服；钩藤蠲癫痫，儿生客忤，胜祷神祇。

苦菜，即苦茶茗，味甘苦微寒，无毒，除痰下气消宿食。钩藤，味甘苦平微寒，无毒，其形如钩，故得名，舒筋活血。

止痛生肌麒麟竭，舒筋展痹五加皮。

麒麟竭，一名血竭，味咸平，无毒，除血晕。五加皮，味辛苦温微寒，无毒，治风寒湿痹，止心痛，益精神，通疝气，治阴疮，小儿幼小不能行，服之良。

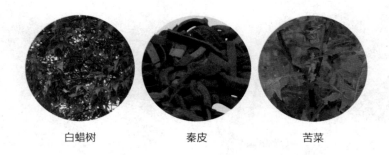

白蜡树　　　　　　秦皮　　　　　　　苦菜

丁香下气温中，能益脾止吐；沉香调中顺气，疗痛绞心腹。

丁香，味辛温，无毒，散肿除风毒，更治齿痛风牙。沉香，味辛温，无毒，疗肿除风去水，止霍乱转筋，壮元阳，辟恶气。

檀香、藿香，止霍乱吐呕，痛连心腹；乳香、枫香，专消风止痛，疮毒流离。

檀香，性热，无毒，消风肿，肾气攻心。藿香，味辛微温，去恶消肿，治吐逆。乳香，味辛热，无毒，辟恶除邪，补精益肾，治诸疮，攻血气。枫香，是枫树脂，即白胶香也，治瘾疹风，擦齿痛，去虚浮水气，味辛平，微有毒。

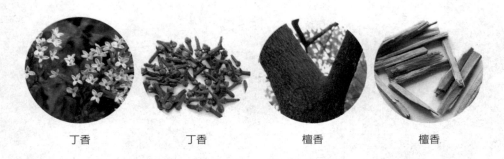

丁香　　　　　　丁香　　　　　　檀香　　　　　　檀香

竺黄理天吊止惊风，更使清心明目；胡椒能下气逐风冷，兼除霍乱昏迷。

天竺黄，味甘寒，无毒，生天竺国，故名。胡椒，味辛温，无毒，去痰止痢，治心腹卒然作痛。

此木部之药性，为后学之绳规。

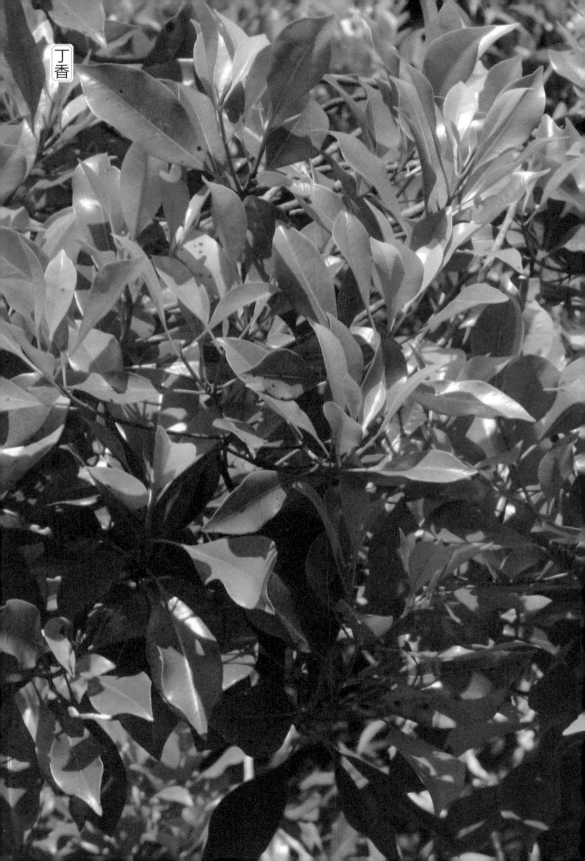
丁香

六、人部

看方犹看律，意在精详；用药如用兵，机毋轻发。草木之性既陈，人物犹宜立诀。

律，法度也，齐之以刑，用药犹用兵，谓医者乃人之司命。

天灵盖最主传尸，久病虚劳，热蒸在骨。

天灵盖，乃死人顶骨十字解者，此骨是天生盖压一身之骨节。阳人用阴，阴人用阳。味咸平无毒，主传尸鬼疰人。

热病乃阳毒发狂，当求人粪汁；打扑损伤并新产，快索童男溺。

人粪，一名人中黄，性寒，无毒，专治天行大热，劳气骨蒸，烧末调服；解诸毒，为末汤调；治热病发狂，绞粪汁饮之。童男溺，童子小便也，女子者不宜用，主寒热虚劳，头疼湿气。

乳汁有点眼之功，裈裆救阴阳之易。

妇人乳汁，味甘平，无毒，能安五脏、悦皮肤。昔张仓常服，享寿百余岁。《衍义》云：乳汁治眼之功何多，盖人心主血，肝藏血，肝受血则能视。妇人之血，上为乳汁，下为月水，用以治目，不亦宜乎？裈裆，即裈裤之当阴处，剪取方圆六七寸许，烧为末服。男子病新瘥，而妇人与之交，则男病阴易；女人病新瘥，而男子与之交，则女病阳易。小腹绞痛，手足挛，目中生花，头重不能举，若不急治则死。男子病用妇人裈裆，女人病用男子裈裆，以水调服。

调诸淋，破瘀血，乱发原来即血余；止吐衄，理肺痿，溷垢便是人中白。

血余，乃常人乱发烧灰，味苦微温，无毒，治痈疽及转胞。人中白，即尿桶中澄底垢积之结白者，火上烧灰，最治紧唇，及劳热传尸。

《图经》《衍义》无虚，医者可知端的。

七、禽兽部

盖言走者属兽，飞者属禽。

禽属阳身轻，故能飞而上；兽属阴身重，故能走而不能上飞。

鹿角煎胶补瘦羸，又安胎止痛；麝香辟邪而通窍，安客忤痫惊。

鹿角，味苦辛，依法煎炼成胶及霜入药用，止泄精遗尿。麝香，味辛温，无毒，攻风痉堕胎救产难。

安魂定魄，牛黄治风痫惊热；生肌止汗，龙骨止泻痢遗精。

牛黄，味苦平，有小毒，除狂躁，治天行时气。龙骨，味甘平微温，无毒，治女子崩，止小便遗沥，疗阴疮。龙齿，镇惊治癫痫。

牛乳补诸虚，益气通肠，须求羊酪；獭肝开热胀，传尸劳嗽，有验堪凭。

牛乳，味微寒性平，无毒，止渴。獭肝，为君，味辛温，有毒，凡人素有冷气虚膨者，此二味皆不宜服。

象牙出肉中之刺，熊胆医痔痢之灵。

象牙，味甘平，无毒，生煮汁饮之，利小便；烧末止遗精；磨屑敷肉中刺，凡骨鲠者，磨水服即下，更祛劳热止头痛。熊胆，味苦寒，无毒，然难分真伪，取一粟许滴水中，一道如线不散者为真，治天行热证诸疳，恶防风、地黄。

羚羊角明目去风，可保惊狂心错乱；膃肭脐温中补肾，何忧梦与鬼交情。

羚羊角，味咸性寒，无毒，可活胎易产，益气安心辟邪。膃肭脐，味咸性热，无毒，主惊痫，消宿血，除痃癖气。

阿胶止血安胎，兼除嗽痢；犀角凉心解毒，杀鬼闻名。

阿胶，味甘平微温，无毒，出阿县城北，井水煮取乌驴皮，以阿井水煎成胶为真，须用一片鹿角同煮，不尔不能成胶也。养肝虚劳极，止四肢酸疼。犀角，味苦酸咸寒，无毒，祛风明目，除心热狂言，又治时行疫疠。

鹿茸益气补虚，男治泄精，女止崩漏；虎骨驱邪辟恶，男去风毒，女保胎惊。

鹿茸，用茄形连顶骨者，味甘酸温，无毒，一云味苦辛。虎骨，性平味辛微热，无毒，治恶病及风痹拘挛。

兔头骨主头疼，和水烧灰催产难；牛角䚡治崩带，烧灰入药效如神。

兔头骨，味甘平寒，无毒，治头昏痛，兔骨治热中消渴；肉不可多食，损人阳气，孕妇食兔肉，生子缺唇，不可与鸡肉及生姜同食。牛角䚡，味苦甘，无毒，消血闭便血，攻冷痢。

瓦雀肉则益气，卵则强阴，白丁香疗痛疔肿目；雄鸡乌者补中，赤者止血，黄脿胫，止遗尿难禁。

瓦雀肉，味甘温，无毒，雀粪直立者，名白丁香。雄鸡肉，味温，无毒，乌者补中止痛，赤者止血治崩。诸雄鸡胆微寒，主目不明，心主五邪，血主损伤，肺主耳聋，肠主小便数不禁，肝及左翅毛主阴痿不起，冠血能行乳汁。

蝙蝠经名伏翼，能开黑暗目瞑。

伏翼，即蝙蝠别名，味咸，无毒，主淋目昏，久服则忘忧。粪名夜明砂，可治疳。

药是伐病之斤，医实司人之命。

言医药之治病，犹斧斤之伐木也。

八、虫鱼部

抑又闻蠢者为虫，潜者为鱼，堪行入药，贵贱何拘。

蠢，动也；潜，登藏也。

全蝎有毒须当去，能透耳聋，疗诸风惊搐；盘螯熟炒不宜生，通淋堕孕，宣瘰疬之疵。

全蝎，宜紧小者佳，味甘辛，须去毒方可用。盘螯，即斑螯也，去足、翅，以米同炒，至米黄色去米，若生用即令人吐泻，味辛寒，有大毒。

消水气，去瘿瘤，无如海蛤；安心志，磨翳障，大喜珍珠。

海蛤，味苦咸平，无毒，治浮肿，除咳逆，定喘消烦。珍珠，味寒，无毒，出廉州，主润泽皮肤，悦人颜色，绵包塞耳可治聋。

水蛭治痈疽，通经破血；田螺去目热，反胃堪除。

水蛭，即蚂蝗蜞，生水中名水蛭，生草中名草蛭，生泥中名泥蛭，并能着人及牛马股胫间咂血，入药当用水蛭之小者佳，此物极难得死，虽炙过经年，得水犹可活，必炒令极黄熟，不尔入人腹生子为害。田螺，性大寒，无毒，不可多食，其肉敷热疮，壳主反胃，汁能醒酒止渴，田中取者为佳。

鼠妇通月闭，利便癃，仲景将来医久疟；䗪虫破坚癥，磨血积，伤寒方内不曾无。

鼠妇，味酸温，无毒，生人家地上，处处有之。䗪虫，名土鳖，味咸寒，有毒，处处有之。

搜瘾疹痕惊风，明目催生称蛇蜕；止嗝斜口眼，堕胎点翳捉衣鱼。

蛇蜕，味咸苦平，无毒，主缠喉风，攻头疮瘰疬。衣鱼，味咸温，无

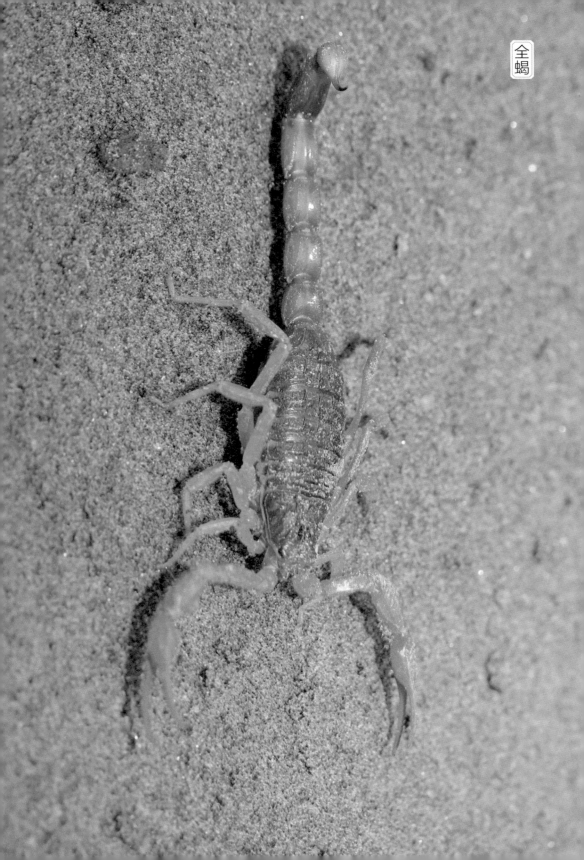

毒，处处有之，多见于书卷中，小儿淋闭，用以摩脐及小腹，尿即通，仍可摩疮。

出箭头入肉，医附骨鼠瘘，蜣螂便是推车客；补打扑损伤，疗儿疳昏眼，蛤蟆本草即蟾蜍。

蜣螂，味咸寒，有毒，疗儿惊瘛疭风痫，临用当炙过，勿置水中，令人吐，入药去足、翅。

蛤蟆肉，味辛寒，无毒，主邪气坚癥，恶疮鼠漏。

杀伏尸鬼疰三虫，地龙俗名蚯蚓；正风贼斜㖞肛脱，蜗牛本是蛞蝓。

地龙，味苦，无毒，须用白颈者良，伤寒狂热须用汁，治痫消丹毒用粪。蜗牛，俗名蜻螺，处处有之，生砂石垣墙下湿处，亦治背疽，用涎涂抹。

蛴螬点眼翳杂科，割金疮出肉中刺；蛤蚧传尸堪止嗽，兼补肺邪鬼咸驱。

蛴螬，味咸甘，有小毒，处处有之，以背行反驮于脚，即朽木中蠹虫，但洁白者佳。蛤蚧，一名守宫，功力全在尾梢，人捕之即自咬断其尾，用以法取之，行常一雌一雄相随，入药亦当用成对者良。

牡蛎固漏血遗精，补虚止汗；虻虫破癥瘕血积，经闭通渠。

牡蛎，味咸平微寒，无毒，主疟疾寒热，除惊恐。虻虫，味苦微寒，有毒，咂食牛马背血者用，须炒熟，除去足、翅，方可入药。

鳗鲡鱼退劳热骨蒸，杀虫愈痔；石龙子除热淋止血，蜥蜴殊途。

鳗鲡鱼，味甘，有毒，处处有之，虽有毒而能补五脏虚损，消项腮白驳风热，煨骨熏蚊虱则灭。石龙子，与蜥蜴、蝘蜓、蝾螈、守宫五种相近。

乌贼骨是海螵蛸，退翳杀虫，治崩攻痢；鲮鲤鳞为穿山甲，堪医疗癣，鬼魅遭锄。

海螵蛸，味咸微温，无毒，疗阴疮，治耳聋，其血似墨，能吸波喷墨以浑水，所以自卫，有八足聚生口旁，浮泛于水面，乌见谓其必死，欲啄之，则聚足抱乌，拖入水中食之，故名乌贼鱼。穿山甲，性凉，有毒，主邪惊治痹。

劳热骨蒸专鳖甲，脱肛狐臭尚蜘蛛。

鳖甲，味咸平，无毒，处处有之，治崩疗疟，主癥瘕痃癖，不可与鸡子同食，合苋菜食则伤人。蜘蛛，性冷，无毒，处处有之，然多种，身有毛刺及五色并薄小者并不可用，瘰疬背疮蛀牙，兼治口斜㖞僻，喜忘者取网着衣领中。

蝉蜕消风，断小儿夜哭之鬼；猬皮生痔，提肠风下血之徒。

蝉蜕，味咸甘寒，无毒，亦治妇人产难，小儿惊痫。猬皮，味苦甘，无毒，治疝气阴蚀疮。

鲤鱼宽胎胀，骨止赤白之崩，胆抹青盲赤目；蟹主热结胸，黄能化漆为水，壳烧集鼠招鼩。

鲤鱼，味苦甘寒，无毒，止渴消肿，腹有癥瘕之人不可食。蟹，味咸寒，有毒，爪能破血堕胎。

鲫治肠风下血，宜作脍又宜作羹，治痢无分赤白；蛙能补损祛劳，一种水鸡为美馔，专补产妇之虚。

鲫，味甘温，无毒，烧灰治渚疮，补胃和中。蛙，味甘寒，无毒，杀痊邪。

蜈蚣开小儿口噤，堕孕妇之胎，更制蛇毒；土狗催胎产难生，罨肉中之刺，退肿须臾。

蜈蚣，味辛温，有毒，用当炒熟，主杀三虫，生则令人吐泻，不堪入汤药。土狗，即蝼蛄，味咸寒，无毒，处处有之，下肿利大小便，解毒溃痈。

石决明泻肝，黑障青盲终可决；桑螵蛸补肾，泄精遗溺竟无虞。

石决明，味咸平凉，无毒，除肝经风热。桑螵蛸，味咸甘平，无毒，即螳螂子也，用炒黄色，不尔令人泄泻。

原蚕蛾主泄精，好强阴道；白僵蚕治诸风，口噤难呼。

蚕蛾，雄者，有小毒，炒去翅、足，补肾疗血，风痹瘾疹用蚕砂。僵蚕，炒去丝嘴，味咸平辛，无毒，疗惊痫崩漏病，又除口噤及喉风。

白花蛇主诸风，湿痹拘挛兼疗癞；五灵脂行经闭，昏迷产妇早来沽。

白花蛇，味甘温咸，有毒，主诸风㖞斜口眼，并大风疮，与乌梢蛇同功。五灵脂，即寒号虫粪也，治肠风并冷气，炒之治崩。

着意要行斯道，潜心细下工夫。

九、果品部

且如果品数端，亦分优劣。

以果品言之，如柿有数种，红者只可生啖；乌者可焙干入药用，其蒂功力且优；白者力薄而功亦劣。

入药当知刑反忌宜；性情要辨苦甘冷热。

大枣与生葱相刑，不宜合食。乌梅与黄精相反，岂可同餐。如桃杏双仁者，有毒能杀人。安石榴味酸者，方可入药，苦甘者不宜多食，主损齿伤肺。又如橘味辛温，柚味苦冷，枣味甘热，柿味甘寒之类。

橘皮则理气宽中，消痰止咳，更可止呕定吐；大枣则养脾扶胃，助药成功，又能补气调脉。

陈皮，味辛温，无毒，主温脾，青者破积聚。大枣，味甘平温，无毒。

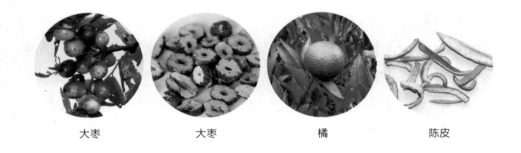

大枣　　　　　大枣　　　　　橘　　　　　陈皮

鸡豆肉名为芡实，轻身长志，好止腰疼；覆盆子即是蓬藟，益气强阴，养精最利。

芡实，味甘平，无毒，补中治痹，煎和金樱子，最益人。覆盆子，味酸平咸，无毒，处处有之，补中益肾，调和脏腑，治虚损风。

柿干止痢涩肠，生宜解酒渴，止哕须教用蒂良；梨实除烦引饮，浆可吐风痰，乳妇金疮如仇贼。

柿干，味甘寒，无毒，最润喉，通耳鼻。梨实，味甘微酸寒，无毒，可止嗽，不宜多食，致成冷痢，乳妇金疮，尤不可多食。

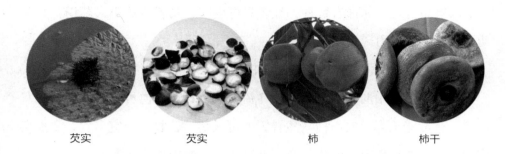

芡实　　　　　　芡实　　　　　　柿　　　　　　柿干

橄榄止渴生津，口唇干燥，研敷核中仁；石榴舒筋止痢，去腹中虫，根皮煎汁啜。

橄榄，味酸甘温，无毒，消酒毒。安石榴，味甘酸，无毒，壳入药，治筋挛脚痛，攻痢良。

藕实止痢补心垣，节除呕衄，叶堪止渴安胎；桃仁通经破癥结，仍辍腰疼，花主下痢脓血。

藕实，味甘平寒，无毒，处处有之。桃仁，去皮、尖，味苦甘平，无毒，其花通利小便更捷。

杏仁不用双仁，通肠润肺，治咳清音；乌梅即是梅实，止渴化痰，痢中莫缺。

杏仁，去皮、尖及双仁者，味酸甘，无毒，治惊痫腹痹，及产乳金疮。乌梅，味酸平，无毒，下气调中止渴，治骨蒸劳热，咳嗽痰涎。

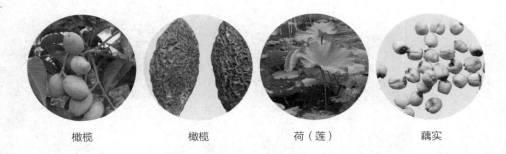

橄榄　　　　　　橄榄　　　　　　荷（莲）　　　　藕实

　　宣木瓜治霍乱转筋，调理脚气，湿痹伸舒；枇杷叶能止呕和胃，专降肺气，功痊口渴。

　　宣木瓜，味酸温，无毒，消肿强筋骨，止渴，并脚气攻心。枇杷叶，用布拭去毛，炙用，味苦平，无毒，主肺风。

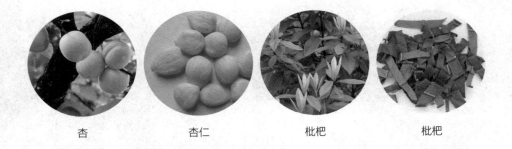

杏　　　　　　　杏仁　　　　　　枇杷　　　　　　枇杷

　　胡桃肉肥肌润肉，扑伤和酒捣来尝；草果仁益气温中，好伴常山攻疟发。

　　胡桃肉，味甘平，无毒，去痔疮，消瘰疬。草果仁，味辛温，无毒，温脾胃，消宿食，解酒毒，攻冷气。

　　若能熟此作筌蹄，可洗下工之陋拙。

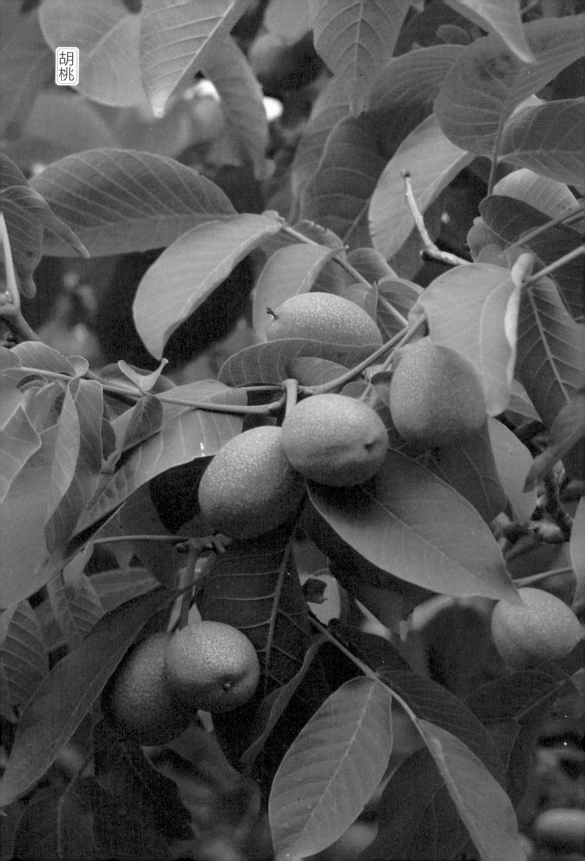
胡桃

十、米谷部

精明米谷，豆麦粟麻，虽民生之日用，充药料于医家。

谷入脾，豆入肾，麦入肝，粟入肺，麻入心。

粳米温中和胃，秫米能解漆疮，止渴除烦，须陈仓米；黄豆杀鬼辟邪，黑豆乃堪入药，若问黄卷，便是豆芽。

米，味甘温，无毒。粳，即常时所食之米。秫，即造酒之糯米。其种数甚多，不可尽述，主除烦断痢。豆，惟黑者入药，宜炒熟用，味甘平，无毒，其他俱不堪用。

祛胃热，养肾虚，米粟可长生；填精髓利小肠，巨胜即胡麻。

粟，味微寒，无毒，治消中。巨胜子，久服之，可长生不老，利大小肠，坚筋快产，主心惊，味甘平，无毒，处处有之，即黑麻子。

赤小豆消水肿虚浮，研涂痈疽消热毒；白扁豆治筋转霍乱，叶敷蛇虫咬最佳。

赤小豆，炒过用，味甘酸平，无毒，治消渴，攻脚气。白扁豆，味甘微寒，无毒，消暑解毒，下气和中。

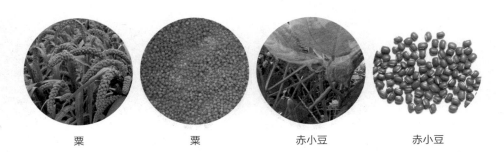

粟　　　　　　　粟　　　　　　　赤小豆　　　　　　赤小豆

小麦止汗养肝，堪除燥热；大麦生肌消渴，长胃荣华。

大、小麦，味甘微寒，无毒。

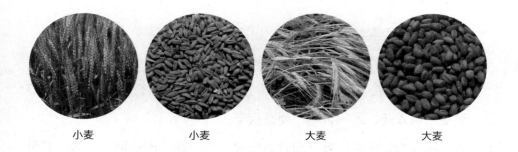

小麦　　　　　小麦　　　　　大麦　　　　　大麦

麦蘖入汤药，真个温中，可知消食；麦麸若调醋，敷扑损处，愈后无瑕。

麦蘖，即麦芽也。麸，皮也。

去丹风，解一切之毒，霍乱吐翻，取粉于绿豆；除浮疸，吐一切痰涎，开胸膈病，摘蒂于甜瓜。

绿豆，味甘寒，无毒，除热气，主头疼目暗。甜瓜，味苦寒，有毒，处处有之；蒂入药，瓜有赤、白二种，入药当用赤者。

言之有准，用之无差。

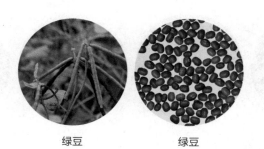

绿豆　　　　　绿豆

十一、蔬菜部

既已言之五谷，又当取用菜蔬。

葱主头疼堪发散，通大小肠，白可安胎止痛；韭补肾虚益元阳，温中下气，子收梦泄遗精。

葱，味辛温，无毒。韭，味辛温微酸，无毒。葱、韭皆不可多食，昏人精神，又不可与蜜同食。

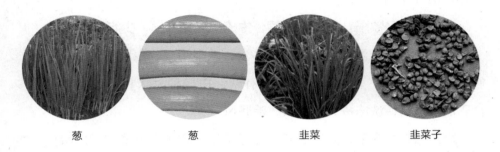

| 葱 | 葱 | 韭菜 | 韭菜子 |

捣汁止头疼，喘嗽风痰莱菔子；酒煎喷痘体，自然红润说胡荽。

莱菔，即萝卜也，味甘辛，无毒，根脑及嫩叶俱可食；煮熟消食和中下气，去痰癖，肥健人。胡荽，味辛温，无毒，消谷通心窍，补五脏不足，利大小便，辟邪秽。

白冬瓜去躁烦止渴，白芥子宽胸膈痰拘。

冬瓜，味甘微寒，无毒，治淋利小便，除热散痈，通小肠醒脾，用子中仁尤良。白芥子，味辛温，无毒，青、白、紫数种，惟芥子粗大色白者入药，除冷气，攻反胃，治上气。

妇人产难好催生，滑脏利泄冬葵子；霍乱转筋心腹痛，减烦却暑羡香薷。

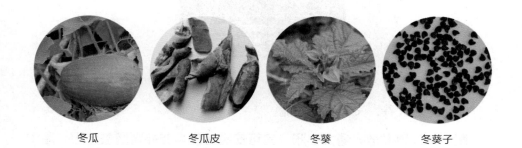

| 冬瓜 | 冬瓜皮 | 冬葵 | 冬葵子 |

冬葵子，味甘寒，无毒，处处有之，其子是秋种覆养，经冬至春作子，故谓冬之葵子，除寒热，治疮用根。香薷，味辛微寒，无毒，下气除烦热，消肿止渴。

发病生虫又败阳，便是芸薹菜；生疮长瘤精神损，少吃茄子儿。

芸薹菜，味辛温，有毒，不宜多食，败损阳气，生腹中长虫，主破癥瘕，通血除丹毒，消乳痈。茄子，有紫、白二种，味甘寒，性冷不宜多食。茄根煎汤，洗冻疮；蒂烧灰，治肠风。

妇人恶血能令下，湿痹筋挛，取豆芽（黄卷）；疮疥伤寒最得宜，血风血晕，用荆芥（假苏）。

大豆黄卷，以黑豆大者为芽蘖，生便晒干，名黄卷，入药用，味甘平，无毒。假苏，即荆芥，味辛温，无毒，下气除劳，兼治头痛。

马齿苋散血敷疮敷火丹，杀虫磨翳；草繁缕发背疮疡丹风起，烂捣堪涂。

马齿苋，处处有之，味酸寒，无毒，止渴攻血痢，磨眼翳，利便难。草繁缕，味酸平，无毒，名鸡肠菜。

消痰定喘宽膨，当求苏叶；风气头疼发散，切要薄荷。

紫苏，味辛温，无毒，叶紫色而气香者佳，消痰下气开胃用叶，风气头疼发散用茎，宽喘急治咳嗽用子。薄荷，味辛苦温，无毒，发汗消食宽胀，除霍乱伤寒，可发散。

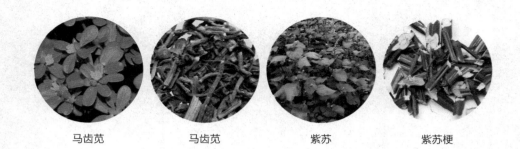

马齿苋　　　　　马齿苋　　　　　紫苏　　　　　紫苏梗

饴糖敛汗建中，补虚羸不小；神曲养脾进食，使胃气有余。

饴糖，味甘微温，无毒，以糯米煮粥，候冷入麦蘖，澄清再熬成饴糖，以净器盛贮，夏天澄沉井中，免令酸，诸米可作饴，惟糯米者入药，止渴消痰治嗽。神曲，味甘大暖，消食下气。

调理产人，去瘀生新犹用醋；通行血脉，助添药势酒同涂。

醋，一名苦酒，治痈除癥，消疽退肿。酒，味苦甘辛大热，有毒，辟恶除邪破癥结。

香豉本食中之物，医伤寒切不可无。

淡豆豉，味苦寒，无毒，治头痛发汗，止痢解热，以酒浸捣烂，患脚敷之良。

不揣愚衷而作赋，是为药性之斤铢。

揣，量度也。

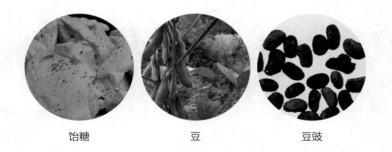

饴糖　　　　　豆　　　　　豆豉

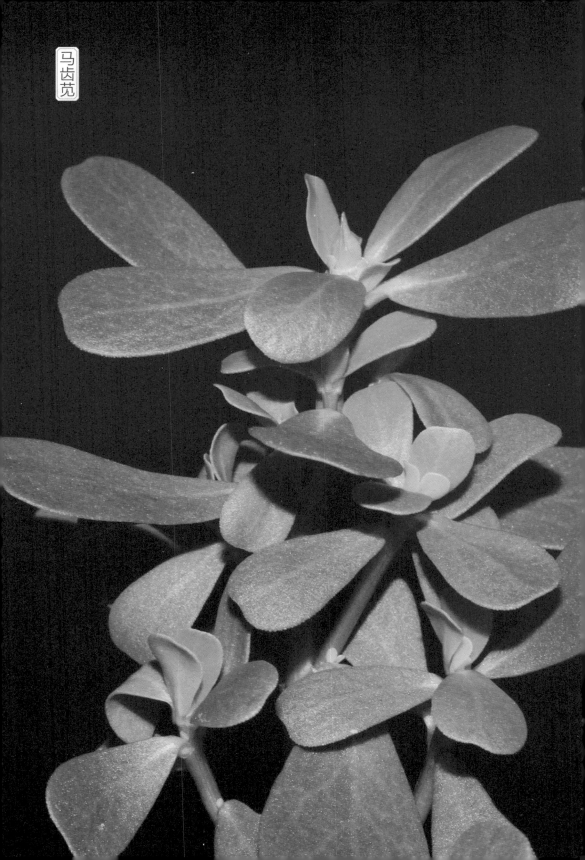
马齿苋